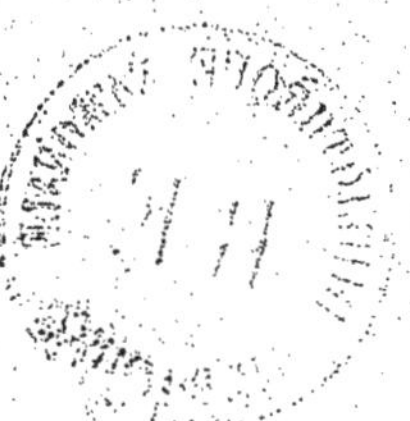

CONTRIBUTION A L'ÉTUDE

DE LA

Syphilis de Troisième Génération

PAR

Dr FERNANDEZ DE ARMENTEROS

ANCIEN INTERNE DES HOPITAUX DE MONTPELLIER

ANCIEN EXTERNE DES HOPITAUX DE PARIS

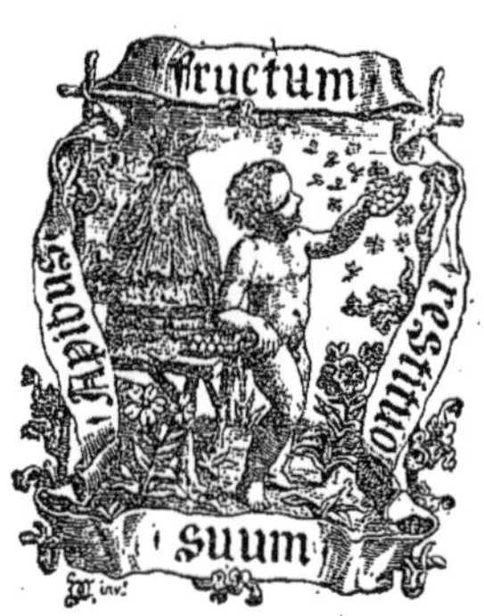

PARIS

SOCIÉTÉ D'ÉDITIONS SCIENTIFIQUES

PLACE DE L'ÉCOLE DE MÉDECINE

4, RUE ANTOINE-DUBOIS, 4

Si je voulais en tête de cette thèse faire figurer le nom de tous ceux qui m'ont aidé durant le cours de mes études, la liste en serait longue.

Je devrais d'abord nommer mes amis et mes maîtres de l'École de Montpellier, les regrettés professeurs Combal, Courty, Lannegrasse, Dumas, MM. les professeurs Dubrueil, Jaumes, Grasset, Grynfelt, puis mes anciens maîtres de l'École de Paris, MM. Richet, Hérard, Troisier, Charrin, Berger, Ribemont Dessaignes, M. le professeur Pinard.

L'amitié et la gratitude me font un devoir, que j'accomplis avec plaisir, de citer à cette place mes amis Jullien, chirurgien de Saint-Lazare, qui m'apprit ce que je sais en syphiligraphie, Fernand Suarez de Mendoza, mon éminent maître en oculistique et en laryngologie auquel je dois, outre les leçons les plus précieuses, les sages conseils que le cœur seul sait donner, mes vieux camarades Médard, Lombard et Medina, que j'ai toujours trouvés prêts à me servir d'appui dans les moments difficiles de mon existence.

M. le professeur Pinard m'a fait un grand honneur en acceptant la présidence de cette thèse et je tiens à lui en exprimer ma vive reconnaissance.

INTRODUCTION

Nous nous proposons dans cette thèse de reprendre la
question très rudimentaire encore de la syphilis de 3ᵉ génération, en reproduisant les observations apportées jusqu'ici et
dont le témoignage a paru insuffisant pour entraîner la conviction des sceptiques, et en apportant quelques cas inédits et
originaux qui donneront une confirmation nouvelle des faits
en litige. A notre avis les exemples cliniques, qui vont se
multipliant de jour en jour, sont aujourd'hui assez nombreux
et assez significatifs pour forcer les dernières résistances des
hésitants. Sans doute, toutes les observations ne répondent pas
par tous leurs détails aux conditions exigées pour qu'une seule
soit par elle-même la solution complète de la question, mais
tout en n'étant pas idéales, ces observations forment un ensemble imposant et devant lequel les objections nous semblent
réduites au silence. Ce qui nous frappe, c'est de voir le
consensus des savants hantés de points de vue très différents
et aboutissant à une conclusion uniforme. Nous voyons en
effet réunis dans cette unanimité les maîtres de la syphiligraphie : MM. Fournier, Spillmann, Jullien, Tarnowsky, Boeck;
de l'obstétrique: M. le professeur Pinard; de l'ophthalmologie:
MM. Galezowski, Antonelli, sans parler des otologistes et des
chirurgiens. Chacun de ces maîtres a été convaincu par les
faits impartialement observés, et ce n'est pas au simple lecteur
de leurs ouvrages à venir contester les détails, ou ergoter sur
les interprétations. Nous pensons qu'il ne faut que s'incliner,
et c'est pourquoi nous acceptons les faits produits par ces savants, peut-être équivoques isolément, mais d'une parfaite et
très catégorique signification dans leur masse.

LÉSIONS SYPHILITIQUES

Ce qui a frappé tout d'abord l'attention des observateurs, c'est de rencontrer chez les petits fils des syphilitiques des lésions directement produites par la syphilis, de purs résultats du syphilôme, répondant aux conditions ordinaires de l'évolution spécifique, et disparaissant sous l'influence des médicaments habituels.

Une telle transmission en nature de l'infection acquise est admise pour la tuberculose et pour la lèpre, et rien n'est plus naturel que la considérer comme probable pour la syphilis. Le mécanisme supposerait un passage direct de la bactérie spécifique à travers le placenta ; or, ce qui n'est pas contesté pour l'hérédité de première génération ne saurait l'être pour l'hérédité seconde. Le microbe a été transmis à un sujet, quoi d'étonnant à ce qu'il le transmette à sa descendance.

Arrivons aux faits.

LÉSIONS OSSEUSES ET ARTICULAIRES

Nous ne pouvons commencer ce chapitre sans rappeler que la syphilis héréditaire directe se révèle par des signes irrécusables du côté du squelette. La construction crânienne et faciale est généralement déviée suivant un type qui ne laisse pas de doute, je veux parler des bosses frontales et pariétales, et de l'aplatissement des diamètres faciaux. Le palais est profond, déprimé en ogive, et sa partie médiane est irrégularisée par une exostose. C'est à titre documentaire que je reproduirai ici les deux observations suivantes, lesquelles, sans rentrer directement dans mon sujet ne peuvent que confirmer la thèse que nous avons entrepris de défendre, car quel argument important ne tirerons-nous pas de ces faits, si nous prouvons la similitude entre l'hérédité première et l'hérédité seconde.

OBSERVATION I

A. FOURNIER in *Thèse Fournier*, p. 335. — *Hérédité syphilitique de seconde génération. — Infantilisme, malformations craniennes et faciales. — Strabisme. — Dystrophies dentaires, etc.*

I. — Mme X..., âgée de 43 ans, entre à l'hôpital Saint Louis (service de M. le professeur Fournier), le 10 mars 1897, pour des accidents de paraplégie spasmodique.

Elle raconte que, depuis une dizaine d'années, elle est devenue sujette (sans doute en raison de contrariétés et de chagrins) à divers symptômes nerveux : maux de tête, vertiges, enervement constant, colères, spasmes, fatigue et lourdeur de jambes, etc. Depuis quatre à cinq ans, elle éprouve une « sorte de faiblesse » dans la colonne vertébrale et les membres inférieurs, Depuis trois ans, la marche lui est devenue pénible, difficile, non douloureuse cependant ; la station même est mal tolérée De temps à autre, crampes dans les mollets, mais pas de douleurs permanentes. Ces derniers symptômes se sont accrus notablement ces derniers mois. Il s'y est ajouté, en plus, une certaine difficulté pour l'émission de l'urine.

La démarche est caractéristique. La malade peut marcher, mais elle marche lentement, les jambes raides et d'une seule pièce, sans flexion des divers segments du membre. Elle avance en traînant les pieds sur le sol, qu'elle « accroche souvent ». Aussi bien, ses chaussures sont-elles usées à leurs extremités et sur leur bord interne.

Pas d'amyotrophie. Force musculaire des membres inférieurs intacte, intégralement conservée.

Réflexes rotuliens extrêmement exagérés.

Signe de la trépidation du pied facilement obtenu des deux côtés, en renversant le pied sur la jambe.

Troubles vésicaux et rectaux, dont le début remonte à trois ans environ. Impossibilité de retenir les urines et les matières au delà d'un certain temps, une fois le besoin d'émission perçu. Parfois, mais plus rarement, impossibilité d'émission avant une dizaine de minutes ; émission seulement obtenue par de violents efforts. A diverses, reprises, incontinence urinaire ou fécale.

Notons immédiatement, pour n'avoir plus à y revenir, que, quelques jours après son entrée à l'hôpital, la malade a été prise de rétention d'urine et qu'on a dû la sonder. Un de ces sondages a donné lieu à l'évacuation d'un litre et demi d'une urine d'odeur ammoniacale.

Pas d'autres troubles nerveux à relever. Intelligence intacte. Sensibilité normale. Sens spéciaux indemnes. Santé générale bonne.

En présence de tels symptômes, le diagnostic s'imposait.

Bien manifestement, la malade était affectée de cette sorte de myélopathie qui a reçu le nom de *paraplégie spasmodique* et qui s'observe d'une façon fréquente chez les syphilitiques.

Était-elle donc syphilitique ? Une longue et minutieuse enquête, instituée sur ce point, resta négative. Aucun antécédent ayant trait à la syphilis, aucun symptôme actuel, et aucun stigmate cutané ni autre pouvant témoigner de la syphilis.

Non seulement la malade se disait saine, mais elle ajoutait que son mari, interrogé plusieurs fois sur ce point à son propos, avait absolument renié tout accident de syphilis.

Nos investigations se dirigèrent alors du côté d'une hérédité syphilitique, que divers signes virent bientôt démontrer. Nous relevâmes, en effet, ceci sur notre malade comme stigmates et comme anamnèse :

1° Petitesse de taille ;

2° Développement physique très tardif ;

3° Asymétrie faciale très accentuée ;

4° Antécédents de maux d'yeux très prolongés au cours de l'enfance et ayant laissé une taie sur la cornée droite ;

5° État de la dentition : d'une part, vulnérabilité dentaire très accentuée, au point que la plupart des dents sont tombées et de vieille date. Il n'en reste presque plus à la mâchoire supérieure. D'autre part, érosions horizontales, en sillons, sur les incisives inférieures ;

6° Sur les dix grossesses qu'a eues sa mère, trois se sont terminées par fausses couches ou naissances d'enfants morts en très bas âge. La malade a perdu de vue sa famille ; elle peut affirmer cependant qu'une de ses sœurs est rachitique qu'un de ses frères est mort tuberculeux, qu'un autre a été couvert de plaies, qu'une de ses belles-sœurs a fait de nombreuses fausses couches. Elle-même a eu trois enfants dont le premier est mort à trois semaines, le second est mort à n umois, et le dernier survit.

7° Enfin, une sage-femme, qui a longtemps traité Mme X... et qui connaît sa famille, nous affirme que très certainement le père et la mère de cette malade étaient affectés de syphilis. Cela était connu d'elle et du médecin du pays ; cela, dit-elle, est « notoire, incontestable ».

II. — L'enfant de Mme X... nous est amené. C'est une petite fille de quatorze ans et demi qui présente d'une façon très accentuée tout un ensemble de signes et de stigmates de syphilis héréditaire, à savoir :

1° *Réduction de la taille.* — L'enfant est extrêmement petite.

2° *Infantilisme* s'accentuant non pas seulement par la petitesse de la taille, mais par la gracilité des formes et le rabougrissement général.

Absence absolue de seins. Absence absolue de poils au niveau des régions génitales et axillaires. Allure d'une enfant d'une huitaine d'années. Naturellement pas de règles.

3° L'enfant n'a commencé à marcher qu'à vingt mois et à parler que vers deux ans. On n'a pu la mettre à l'école que très tard. La croissance, de même, a été tardive et lente.

4° *Bosses pariétales* très saillantes. Ossature faciale singulière et semblant aplatie d'un côté à l'autre.

Asymétrie.

5° *Strabisme interne* alternant, plus marqué à gauche. *Pupille droite ovalaire* (par malformation, car absence de tout antécédent de maladie de l'œil).

6° Plusieurs cicatrices : une assez large et arrondie au devant d'une oreille ; d'autres, périlabiales, sont linéaires et radiées au niveau des commissures. Ces dernières rappellent absolument ce qu'il est assez usuel d'observer sur les enfants hérédo-syphilitiques. L'origine de ces cicatrices reste indéterminée, faute de renseignements.

7° Enfin, *dystrophies dentaires*, très accentuées, à savoir : incisives médianes supérieures présentant un bord libre très aplati et de plus, entaillé par de fortes érosions. Érosions en sillon très marquées, sur les quatre incisives inférieures. Dystrophies cuspidiennes sur les deux canines inférieures. Des quatre premières grosses molaires, les unes sont en partie détruites, mais les autres présentent des stigmates de dystrophie sous forme d'érosions en nappe occupant leur plateau supérieur. On remarque là surtout au lieu des tubercules normaux, de petits mamelons grenus en spinules, jaunâtres et dépourvus d'émail. (Observation recueillie par M. Goubeau, externe du service).

OBSERVATION II

L. JACQUET (*Bulletin de la Société de Dermatologie et de Syphiligraphie*, 1895, p. 370).

Il s'agit dans ce cas d'une femme d'une cinquantaine d'années, entrée dans le service du professeur Proust pour des arthropathies déformantes des genoux et des mains. Le diagnostic nosologique de ces arthropathies me parut difficile ; toutefois, trouvant chez cette femme d'indéniables stigmates d'hérédo-syphilis (lésions dentaires accompagnées de fissures labiales et narinaires, exostose médio-palatine, etc.), je crus pouvoir les considérer avec quelque vraisemblance comme pa·asyphilitiques ; quoi qu'il en soit, cette femme ayant deux enfants, je demandai à les voir ; or tous les deux étaient atteints de façon plus que suspecte : tibias incurvés, déformations craniennes, lésions dentaires, etc., et chez tous deux exostose médio-palatine très nette.

J'insiste sur cette dernière lésion : c'est une des plus fréquemment observées dans les familles de syphilitiques et une des plus *héréditairement transmissible*. J'ai vu une famille où le père en étant atteint, ses cinq enfants la portaient de façon très nette *el je viens de la constaler chez la petite malade de M. Gastou.*

J'ajoute que je communiquai cette supposition d'hérédo-syphilis à la deuxième génération à M. le professeur Proust qui la considéra comme très vraisemblable.

Le rachitisme qui compte si fréquemment parmi les conséquences de la syphilis héritée directement, devait se retrouver au cours de l'hérédité seconde. Signalons pour mémoire le cas de Gibert.

OBSERVATION III

GIBERT (du Hâvre), *in Thèse Fournier*, p. 335.

Père sain.

Mère hérédo-syphilitique.

Quatre enfants présentant des signes manifestes de *rachitisme* (courbure des os longs, déformations du crâne, etc.).L'un d'eux, en outre, est atteint d'*idiotie*) (1).

S'il est une lésion caractéristique de la syphilis, c'est la carie des os propres et l'effondrement des os nasaux, en même temps que l'ulcération du voile du palais. Les observations suivantes vont nous faire assister à des destructions de cette nature, vis-à-vis desquelles aucune contestation ne peut être admise.

Je commencerai par la première en date, celle de Davasse, publiée en 1865 dans le si curieux ouvrage de cet auteur : *La Syphilis*.

(1) *Normandie médicale*, août 1890

Observation IV

Jules Davasse. — *La Syphilis*, 1865, p. 366. — *Syphilis héréditaire frappant les descendants de la deuxième génération : Affections multiples d'apparence rachitique et scrofuleuse ; carie des genoux, des os du nez, etc.*

Il y a six ans, dans une excursion de chasse au château de..... près Paris, je visitai la fille d'un garde, âgée de seize ans, et affligée, depuis l'époque de la seconde dentition, d'accidents graves qui ne lui permettaient pas de quitter le lit.

Issue d'un père et d'une mère d'une excellente constitution, offrant l'un et l'autre l'image de la santé la plus franche et la plus parfaite, cette jeune fille était leur seul enfant survivant de la famille. Six autres avaient succombé en venant au monde, ou peu de temps après la naissance, à la suite de langueurs et de convulsions, et sans cause connue. Cette dernière seule échappa à ces accidents. Sa première enfance n'offrit rien de particulier. Mais à l'âge de sept ans, des douleurs très vives se manifestèrent au voisinage des articulations du genou où des abcès ne tardèrent point à se faire jour. Le mal s'aggrava lentement, envahissant toute l'étendue de l'articulation ; plusieurs sequestres osseux furent éliminés. La maladie, regardée comme une tumeur blanche du genou, fut traitée, en conséquence, par les frictions, cataplasmes, sangsues, vésicatoires, cautères, et tous les médicaments dépuratifs en usage contre l'état scrofuleux. Ce fut, pendant neuf années sans aucun succès.

A l'époque de ma première visite, les deux surfaces péri-articulaires du genou présentaient de vastes ulcérations livides, fougueuses et anfractueuses, au fond desquelles les éminences osseuses dessinaient leurs crêtes rugueuses et noirâtres, à demi détachées, baignées par une suppuration ichoreuse, fétide. Les douleurs extrèmement vives n'étaient point bornées aux parties affectées ; elles siégeaient encore dans la plupart des os longs des jambes, des cuisses et des bras ; habituelles et exacerbantes, privant la malade de repos et de sommeil. Tous ces os, d'ailleurs sans exception, présentaient à leurs extrémités un gonflement diffus, et, leur diaphyse, une incurvation plus ou moins notable ; les bras étaient doublement coudés en sens inverse dans leur longueur. La colonne vertébrale et la cage thoracique offraient la déformation rachitique. Les pieds fortement fléchis par la rétraction tendineuse et renversés en dehors ne pouvaient porter sur leur face plantaire ; les métacarpiens avaient une élongation singulière, ainsi que les orteils dont l'extrémité unguéale se terminait en appendice aigu et recourbé. La peau, surtout dans ces dernières régions, offrait une nuance sale, bistrée, couverte d'écailles. L'ensemble de ces caractères donnait aux extrémités inférieures en particulier une apparence hideuse. Au reste cette teinte empyreumatique de la peau se retrouvait, mais à un moindre degré, sur le reste du corps qui était d'ailleurs fort amaigri .. En ce moment, les parents, après l'insuccès constant des traitements ordinaires, venaient de recourir aux soins de M. le docteur Léon Simon fils.

J'eus l'occasion de revoir cette pauvre malade, à de rares et longs intervalles pendant les années suivantes, et de constater, à ma grande surprise, une amélioration progressive très notable. Les ulcérations des genoux se cicatrisaient, l'amaigrissement était moindre, le teint plus animé ; les seins s'étaient dessinés, les règles avaient pris leur cours. Je suivais les résultats obtenus par mon confrère M. Léon Simon, que la mère de la malade allait toujours consulter à Paris... Néanmoins le caractère des douleurs répandues dans les membres, augmentées par la pression des os, et s'exacerbant la nuit, l'exiguïté de la suppuration, la chronicité interminable des divers symptômes, l'absence de tout trait caractéristique de la scrofule, me laissaient de vagues impressions sur la nature des accidents.

Il y a vingt mois, les douleurs se concentrèrent vers les fosses nasales. La racine du nez offrit bientôt de l'empâtement, un érysipèle survint qui envahit la face et le cuir chevelu, et toute la partie solide du nez s'affaissa presque aussitôt. Pendant plusieurs mois, des détritus osseux et cartilagineux furent éliminés au milieu d'une sanie infecte. A la suite de cette secousse, tous les autres symptômes reparurent à l'état de recrudescence ; les caries osseuses ont fait de nouveaux progrès, les ulcérations se sont élargies, l'état hectique s'est aggravé.

L'accident survenu aux os du nez, que j'avais constaté dans l'une de mes rares visites, fortifiait singulièrement mes doutes augmentés encore par la disposition particulière des dents et surtout des incisives, lorsque, ayant eu l'occasion de rencontrer la grand-mère de la malade auprès du lit de cette dernière, je fus frappé du nasonnement de sa voix. Je demandai à inspecter la gorge. Jamais altérations tertiaires plus caractéristiques : — le palais, le voile, les piliers entièrement détruits ; large communication des cavités buccale et nasale, coutures cicatricielles du pharynx, etc., etc. — Voici ce que j'appris : cette femme, depuis longtemps veuve aujourd'hui, jusque-là bien portante et occupée aux travaux journaliers de la campagne, n'avait point tardé à devenir malade après son mariage, mais elle ignore complètement encore la nature et l'origine de son mal. Elle épouva d'abord quelques accidents vers la peau ; mais el e ressentit surtout une violente angine qui persista longtemps et qui se termina par la destruction du palais. Elle a suivi, pendant plusieurs années, divers traitements composés de pilules, de tisanes et d'une liqueur qui paraît être la solution de Van-Swieten. Le médecin de la campagne qui la soignait à cette époque est mort depuis. Guérie enfin, elle n'a plus éprouvé le moindre accident. De son mariage sont nés trois enfants qui ont toujours été bien portants. Sa fille aînée, mère de notre malade, n'a jamais eu d'indisposition sérieuse, mais, comme nous l'avons dit, ses six premiers enfants sont tous morts peu de temps après la naissance. L'on vient de voir dans quel état est la septième depuis quinze ans.

Résumant ces antécédents de famille, — et particulièrement du côté de la jeune malade, le caractère seméiotique des lésions des genoux, des dégénérescences osseuses, de la coloration de la peau, de la multiplicité des ostéodynies, de la carie des fosses nasales, de la disposition des os incisifs, — il ne pouvait me rester de doute sur la nature syphilitique et l'origine héréditaire des accidents.

Je me hâtai de faire part de cette découverte à M. Léon Simon qui, après avoir effectué le voyage, et, tout bien examiné, voulut bien me faire parvenir son témoignage que je suis heureux de produire dans une circonstance où je sens le besoin d'un contrôle rigoureux : « Je me suis empressé, — nous écrivait notre confrère, — d'examiner la gorge de la grand'mère, et j'ai été stupéfait de l'étendue des désordres. Il est évident pour moi qu'il y a un lien héréditaire positif entre la petite-fille et la grand'mère. Or, je ne pense pas plus que vous qu'un autre virus que celui de la syphilis ait pu mettre le palais et la gorge dans un pareil état. »

Notre deuxième fait est de tous points remarquable : ces quinze grossesses se succédant avec des issues diverses mais au total si malheureuses, ne reproduisent-elles pas le tableau de la syphilis héréditaire directe. Elles en portent l'empreinte, et ce n'est pas un de nos moindres arguments pour affirmer la nature syphilitique de toutes ces catastrophes.

OBSERVATION V

SPILLMANN et ÉTIENNE (*Annales de Dermatologie et Syphiligraphie*, 1894, p. 302.)

La femme V... meurt, à l'âge de 55 ans, des suites d'une carie syphilitique du crâne, évoluant depuis 8 ans et diagnostiquée par le docteur Gauzinotty, ancien chef de clinique médicale à la Faculté de médecine de Nancy.

Son mari est mort à 56 ans d'une attaque suivie de paralysie. Les renseignements précis manquent à son sujet.

Le fils de cette femme est frappé à 34 *ans* d'une attaque avec aphasie, rapidement guérie par les frictions mercurielles et assez complètement pour qu'il puisse reprendre son métier de chauffeur sur la ligne des chemins de fer de l'Est. Depuis ce moment, il a éprouvé à plusieurs reprises des troubles mentaux, à caractère tantôt brutaux, tantôt érotiques, toujours améliorés par l'iodure de potassium à haute dose. Il a continué à souffrir d'une céphalée persistante. A 40 ans, à la suite d'un étourdissement, il est tombé de sa locomotive et s'est tué.

Il a été impossible de relever chez lui d'autres antécédents spécifiques.

Sa femme, très anémique avant son mariage, a toujours été bien portante depuis cette époque.

Elle n'a jamais eu aucune éruption cutanée, n'a jamais présenté d'accidents nerveux.

Elle a eu de son mari 15 grossesses; 8 enfants sont actuellement vivants.

1re *grossesse.* — Une fille, morte accidentellement à l'âge d'un an. Etait bien portante.

2e *grossesse.* — Fausse couche à 2 mois sans cause connue.

3e *grossesse.* — Hélène, âgée de 18 ans, aurait eu, dit-on, « une fausse méningite », à 11 ans; troubles mentaux améliorés par les frictions mercurielles.

4e *grossesse.* — Emile, n'a commencé à parler qu'à 8 ans, a encore par moments des troubles de la parole.

5e *grossesse.* — Augustine, 16 ans. A l'âge de 6 mois, abcès multiples (?) derrière les oreilles.

Depuis l'âge de 11 ans, céphalée violente, continue, traitée et guérie dans le service de M. le professeur Spillmann par des frictions mercurielles (1889).

Elle est amenée de nouveau au service le 2 mai 1893, présentant depuis 3 semaines un état d'excitation mentale considérable, riant continuellement d'un rire saccadé, scandé; sans aucun motif. La parole est brève, hachée, la malade s'arrêtant court au milieu d'un mot, faisant une pose avant de l'achever. Idées bizarres ; très raisonneuse. Erotisme. Diminution de la sensibilité cutanée. Tous les organes fonctionnent régulièrement.

Étant donnés les antécédents héréditaires et personnels de la jeune fille, on pratique une injection sous-cutanée de un centimètre cube de thymol-acétate de mercure.

8 mai. — Amélioration très notable de l'état mental. Le rire continu s'est arrêté.

Le 11 mai. — Agitation excessive, la malade veut s'enfuir ; véritable accès de démence exigeant l'emploi de la camisole de force.

Le 12. — Apparition des règles.

Le 20. — Première crise d'hystérie depuis l'entrée d'Augustine au service ; elle est couchée dans son lit, sur le ventre, la tête très fléchie en avant, les bras convulsés, contractés et rejetés en arrière, les doigts fléchis, les pouces en dehors ; pas de mouvements, pas de stertor, pas d'écume ; au réveil, aucun souvenir de ce qui s'est passé.

A partir de ce moment l'état s'améliore très considérablement jusqu'au 8 juin, alors que l'apparition des règles est précédée d'une crise de démence furieuse.

15 juin. — Crise d'hystérie.

Le 21. — Crise de tremblement ; les jambes sont agitées d'un mouvement oscillatoire epileptoïde rapide (160 à la minute).

Le 26. — Une nouvelle période cataméniale est accompagnée des accidents habituels.

Depuis lors, l'amélioration marche rapidement, la malade quitte la clinique dans le courant du mois d'août.

Elle a reçu onze injections de thymol-acétate mercurique.

6ᵉ *grossesse.* — Emile, 15 ans. Souffre d'un céphalée continuelle, toujours améliorée par l'iodure de potassium.

2

7e *grossesse*. — Fausse couche.

8e *grossesse*. — Marie, morte à 5 ans à l'hôpital (1885), à la suite d'accidents buccaux, à évolution rapide, avec destruction des joues, de la bouche.

9e *grossesse*. — Fausse couche à 3 mois.

10e *grossesse*. — Louise, âgée de 11 ans, est perdue de vue.

11e *grossesse*. — Marie, née à terme, mais dans un état de desquamation complète et à demi macérée.

Actuellement âgée de 10 ans; à l'âge de 6 mois, éruption abondante à la région fessière; un peu plus tard, lésion des gencives; à l'âge de 2 ans, un médecin dut arracher presque toutes les dents déjà poussées, à cause de leurs anomalies d'implantation. Destruction ulcérative totalement indolore du voile du palais, et se réparant spontanément, de telle sorte qu'il ne persiste pas de perforation. Actuellement, sur le voile du palais on voit une très légère cicatrice blanche, occupant toute la longueur de la voûte palatine, sur le raphé médian, large de un centimètre et demi environ en arrière, de 6 à 7 millimètres seulement en avant, où elle arrive jusqu'à un centimètre environ en arrière de l'arcade dentaire. La voix est restée pendant longtemps nasonnée; ce défaut de prononciation s'est atténué depuis quelques années.

Les dents n'ont repoussé que depuis cette année; elles sont mal plantées, les incisives sont alignées en ligne droite en avant, les canines formant avec les molaires un angle obtus. Les incisives supérieures sont larges, crénelées, avec trois profondes scissures.

Quelques cicatrices linéaires peu visibles sur les fesses.

12e *grossesse*. — Fausse couche à 6 semaines.

13e *grossesse* — Antoinette, 6 ans. Elle aurait souvent des « grosseurs » aux gencives. Céphalées fréquentes.

14e *grossesse*. — Fausse couche à 2 mois.

15e *grossesse*. — Léonie, 4 ans, bien portante, les dents sont très écartées les unes des autres.

Sans sortir du groupe des affections osseuses, citons maintenant deux observations de carie syphilitique d'une étrange gravité : un pseudo-mal de Pott, et une pseudo-tumeur blanche du genou.

OBSERVATION VI

LASCHKEWITSCH (*Vierteljahrschr. f. D. u. S.* 1878).

I. — On ne sait rien sur la première génération.

II. — La mère est bien portante.

Le père nie tout antécédent de syphilis acquise, mais à 40 ans, est pris d'une rétinité syphilitique tout à fait caractéristique, soignée et guérie par les spécifiques.

III. — Le fils est atteint à l'âge de 13 ans d'un mal cervical simulant la carie vertébrale, qui ne tarde pas à amener une paralysie des quatre membres.

L'origine syphilitique ayant été soupçonnée, la guérison complète est obtenue en deux mois par les spécifiques.

OBSERVATION VII

DUREUIL. — *Thèse de Paris*, 1880, p. 12, — *Syphilis héréditaire. Hyperostose du tibia droit. Pseudo-tumeur blanche syphilitique du genou gauche. Hydarthrose consécutive.*

O... (Léon). âgé de 11 ans, se présente accompagné de sa mère à l'hôpital Saint-Louis, service de M. le professeur Fournier, salle Saint-Thomas, le 25 février 1880.

Bonne santé antérieure, n'a jamais fait aucune maladie et n'est porteur d'aucune manifestation scrofuleuse. Sa mère raconte qu'à l'âge de 6 semaines, cet enfant qui jusqu'alors avait été très beau et très vigoureux, se mit à dépérir et fut pris de diarrhée. Elle constata, ce qui fut pour elle un sujet plus grand d'inquiétude, des ulcérations périanales, qui résistèrent pendant un certain temps à tous ses soins. D'après les détails donnés par cette femme, on peut penser qu'il s'agit là d'une manifestation syphilitique, sans cependant être en droit de conclure d'une façon affirmative. M. Bouchut auquel le petit malade fut présenté, ordonna une cuillerée à café par jour, puis deux, au bout d'un certain temps, d'une liqueur qui était claire comme de l'eau et un peu salée. Elle ne peut spécifier autrement. Quoi qu'il en soit, à la suite de ce traitement, l'enfant qui était très chétif et faisait peine à voir, reprit très rapidement de l'embonpoint. Depuis cette époque, il n'a jamais été malade. Aujourd'hui, c'est un enfant très vif, intelligent, qui n'a nullement l'aspect d'un scrofuleux. Sa santé était bonne, malgré une nourriture souvent très insuffisante, lorsqu'il y a deux ans, en jouant avec ses camarades, il reçut, à ce qu'il raconte, sur la partie supérieure de la jambe un coup peu violent qui marqua le début de l'affection osseuse qu'il porte à la jambe droite. Dans les jours qui suivirent la contusion, la jambe devint rouge, enflammée, et l'enfant qui craignait une correction, cacha son état à ses parents ; il s'aperçut alors que le tibia augmentait de volume et que cette augmentation allait toujours croissant. Un an après avoir reçu le coup, au commencement de 1879, il se décida à montrer sa jambe à sa mère, car il venait de se produire à la surface de la tuméfaction osseuse des plaies qui, par la douleur qu'elles lui causaient à la marche, l'obligèrent à se plaindre. Ces plaies étaient au nombre de trois, elles occupaient toute l'étendue de la cicatrice que l'on peut voir aujourd'hui à la partie supérieure et antérieure de la jambe droite. Elles étaient arrondies, profondes et comme taillées à pic, il en sortait une suppuration très abondante, mélangée de lambeaux assez volumineux de tissu cellulaire. Les soins médicaux qui furent alors donnés, amenèrent une cicatrisation complète, sauf dans la partie la plus élevée, où il resta un point qui ne voulut pas se cicatriser. Cette petite plaie persistante fut, au dire du malade, le début de l'ulcération que l'on voit et qui n'eut jamais d'autres caractères que ceux que l'on observe aujourd'hui.

Il y a six semaines, il constata, sans pouvoir l'expliquer autrement que par la fatigue, n'ayant reçu aucun coup, que son genou gauche, qu'il avait remarqué être volumineux depuis quelque temps, venait d'augmenter considérablement de volume dans un laps de temps assez restreint. Comme il ne souffrait pas, que ses jeux n'en étaient pas interrompus, il aurait gardé le silence, si l'ulcération de la jambe droite, par la douleur qu'elle lui occasionnait, ne l'avait obligé à parler. Cette augmentation de volume était due à un épanchement articulaire. Le malade resta six semaines sans traitement.

État actuel du membre droit. — On constate une augmentation de volume de tout le tiers supérieur du tibia droit, qui a dans cette partie à peu près le double de l'état normal. Par le toucher, on constate manifestement qu'il s'agit d'une hyperostose.

La peau qui recouvre cette hypertrophie osseuse est une plaque cicatricielle à l'aspect blanc, chatoyant et lisse. Elle a une forme ovalaire, son plus grand diamètre, qui est vertical, mesure 11 centimètres ; sa largeur est de 6 centimètres. Cette cicatrice est adhérente à l'os sous-jacent dans toute son étendue. C'est sur cette cicatrice, à sa partie supérieure et médiane à environ 7 centimètres de l'articulation, que se voit cette ulcération dont nous avons parlé. Elle a à peu près la largeur d'une pièce de 1 franc. Elle est ronde, presque sans bord, couverte de croûtes brunâtres. En somme, elle a parfaitement le caractère ecthymateux. La douleur est assez vive lorsqu'on presse sur l'hyperostose tibiale en tous les points sous-jacents à la cicatrice.

Membre inférieur gauche. — Du côté du membre gauche, on constate que l'articulation du genou est volumineuse, et que cette augmentation qui atteint le fémur et le tibia à leurs extrémités donne à la jointure un aspect caractéristique. On constate malgré cela que la peau est parfaitement intacte dans toute son étendue. Si l'on mesure les dimensions de la tumeur, le membre étant dans l'extension complète, on trouve : pour diamètre médio-rotulien, 30 centimètres, pour le sus rotulien, 27, et pour le sous-rotulien, 26 centimètres. Si l'on cherche à se rendre comp'e des causes de cette augmentation considérable, l'on constate qu'elle tient, d'une part, à ce que l'extrémité inférieure du fémur et l'extrémité supérieure du tibia sont tuméfiées, que cette tuméfaction, qui est absolument lisse sans rugosité aucune, tout d'une venue en un mot, donne au toucher absolument la sensation d'une résistance osseuse ; il n'y a pas de doute possible, on est en présence d'une hyperostose des extrémités tibiale et fémorale. L'hyperostose tibiale a une longueur de 7 centimètres, la fémorale mesure 6 centimètres. C'est surtout sur les condyles internes tibiaux et fémoraux que cette hyperostose est très manifeste. Ils sont d'une façon très évidente plus volumineux que les condyles externes, qui sont d'ailleurs eux-mêmes plus volumineux qu'à l'état normal. L'augmentation de volume de l'articulation dans sa masse tient, d'autre part, à la présence d'un épanchement articulaire. Cette hydarthrose qui, comme nous l'avons dit, remonte à six semaines, et qui est, par suite, consécutive à l'hyperostose des extrémités articulaires, n'est plus aujourd'hui aussi considérable qu'elle était à cette époque. Lorsque le membre est dans l'extension complète, la rotule qui a conservé d'ailleurs son volume normal et sa mobilité est éloignée des condyles fémoraux d'un peu moins d'un centimètre. Malgré cela l'épanchement intra-articulaire est très nettement sensible. On ne constate pas dans toute la tumeur la moindre trace de fongosité. La synoviale et les tissus péri-articulaires ne sont ni épaissis ni indurés. L'exploration ne provoque aucune douleur dans toute l'étendue de la masse morbide.

Les mouvements de l'articulation sont entièrement libres. Le malade, depuis le début des premiers symptômes, s'est toujours servi de son membre comme s'il était sain. Il marche pourtant en boitant légèrement et en traînant un peu la jambe ; malgré cela, il est capable de supporter une longue course, car il est venu à pied de Levallois-Perret à l'hôpital Saint-Louis.

Après examen des lésions qui viennent d'être décrites, cette arthropathie ne peut avoir qu'une origine syphilitique. En outre, de l'histoire complète de cette pseudo-tumeur blanche, il est manifeste que la question d'hérédité syphilitique s'impose. C'est à la recherche de cette étiologie que le reste de l'observation va être en partie consacré.

Du côté de la mère de l'enfant, l'interrogatoire a donné les renseignements suivants :

Elle est âgée de 43 ans, mariée depuis 17 ans, a toujours été bien réglée, n'a jamais fait de maladie, déclare n'avoir jamais rien remarqué d'anormal ni aux parties génitales, ni sur aucun point du corps. Aujourd'hui on ne trouve sur elle aucune trace de syphilis.

Mais elle déclare avoir eu 8 enfants, 7 sont morts, tous en bas âge.

En 1864, elle eut un premier enfant qui est mort à 2 ans du croup.

En 1866, fausse couche de 8 mois ; enfant mort,

En 1867, troisième enfant, mort à 4 mois ; le médecin vérificateur du décès inscrit sur la constatation le mot « méningite ».

En 1869, elle eut l'enfant qui fait l'objet de cette observation.

En 1870, elle fit une fausse couche de 7 mois ; enfant mort.

Dans la même année, devenue enceinte de nouveau, elle accouche à terme, mais l'enfant ne vécut que deux mois et mourut de la même maladie que son troisième enfant, de méningite.

En 1872, elle mit au monde son septième enfant qui vécut trois ans et mourut du muguet.

Enfin, en 1874, elle eut son huitième et dernier enfant qui mourut encore de méningite.

Le père de l'enfant, âgé de 37 ans, couvreur, dit qu'à sa connaissance il n'a jamais eu la syphilis ; il proteste avec une certaine énergie. Il ne porte aux parties génitales aucune trace évidente de syphilis, l'exploration des membres est également négative. Mais toute l'attention doit se porter sur le visage où l'on observe des lésions qui ne peuvent guère avoir d'autre origine que la syphilis.

On constate en effet à l'œil droit une chute presque complète de la paupière supérieure. Cette blépharoptose, au dire du malade, est intermittente ; elle a débuté en 1870, revient chaque année, dure un mois, quelquefois plus et disparaît jusqu'à l'année suivante. L'examen de l'œil droit donne le résultat suivant :

Mydriase et paralysie de la troisième paire. L'œil gauche est normal..

Cet homme dit qu'il a des étourdissements assez fréquents, particulièrement le matin. Ces lésions de l'œil ne peuvent guère reconnaître d'autre origine que la syphilis. Cependant la cause première, le chancre infectant, dont l'on sent l'influence à travers toutes ces manifestations qui viennent d'être relatées, échappe encore et oblige à pousser les recherches jusqu'à la génération précédente.

Le malade dont il vient d'être question nous mit, du reste, sur la voie en nous disant que sa mère, au dire du médecin qui l'avait soignée autrefois, avait gagné une mauvaise maladie.

L'interrogatoire de celle-ci apprit ce qui suit :

Agée de 75 ans, blanchisseuse, paraît robuste malgré son âge. Cette femme ne sait pas si elle a été contaminée. Elle fut toujours peu soigneuse de sa santé. Son mari, qui était loin d'être un modèle, fut très longtemps malade. Elle ne peut rien ajouter de plus précis. Pour ce qui la touche personnellement, elle déclare n'avoir jamais été malade, qu'à l'époque où elle eut son deuxième enfant. Elle fut pendant un an sous le coup de phénomènes cérébraux, perte de la mémoire, délire, agitation extrême ; suivant son expression, elle resta folle pendant un an. Un médecin appelé prescrivit un traitement à l'iodure de potassium. Ce médecin, au dire du malade, basait sa médication sur ce qu'elle avait allaité un nourrisson syphilitique, et cependant elle déclare n'avoir jamais eu au sein un mal qui lui parût de mauvaise nature. Depuis cette époque elle n'a jamais été malade et paraît jouir aujourd'hui de la plénitude de ses facultés.

Cette femme a eu dix enfants, trois seulement survivent.

Elle eut trois fausses couches de 7 mois, trois enfants morts.

Trois autres sont morts à l'âge de 2 ans, d'affections cérébrales.

Un qui est mort à l'âge de 21 ans, était malade depuis l'âge de 10 ans. Il est impossible de savoir le nom de la maladie ; tout ce qu'on peut obtenir, c'est qu'il eut des plaies sur les jambes et sur la face, que ses plaies s'agrandissaient avec une rapidité désespérante et qu'il mourut avec des ulcères larges et profonds aux régions inguinales.

Pour les trois enfants survivants : 1º est une fille qui est le premier enfant qu'eut cette femme. Elle est en possession d'une syphilis tertiaire, et dernièrement elle occupait le lit nº 8 de la salle Saint-Thomas, pour y être soignée de gommes syphilitiques du membre inférieur gauche. La syphilis ici, est encore ignorée. Le mari de cette femme est très bien portant, n'a jamais eu la vérole, et pourtant de cette union sont issus quatre enfants dont deux fausses couches de 8 mois, deux enfants morts.

Les deux autres enfants ont succombé à 9 mois d'affections inconnues.

2º Le deuxième survivant, dont nous avons parlé plus haut, est le père de l'enfant qui est porteur de la pseudo-tumeur blanche syphilitique.

3º Le troisième survivant est un fils, le plus jeune de tous les enfants, qui, âgé aujourd'hui de 30 ans, paraît jouir d'une excellente santé.

De toute cette longue histoire, il résulte manifestement que l'arthropathie dont est atteint l'enfant qui vient de se présenter à l'hôpital est une pseudo-tumeur blanche syphilitique d'origine héréditaire.

Traitement : iodure de potassium, 1 gramme par jour, emplâtre de Vigo sur l'ulcération de la jambe droite.

Le 29 février, après quatre jours de repos et de traitement, la pseudo-tumeur avait diminué de près d'un centimètre dans chacun de ses diamètres médio, sus et sous-rotulien.

Le 3 mars, le diamètre médio-rotulien ne donne plus à la mensuration que 29 centimètres, le sus-rotulien 26, et le sous-rotulien 25.

Le 16 mars, la tumeur a diminué de 1 centimètre dans ses trois diamètres, le médio-rotulien ne mesure plus que 27 centimètres. L'hydarthrose a diminué notablement. Le sus-rotulien 25 centimètres, le sous-rotulien 24.

M. Fournier prescrit l'iodure à la dose de 1 gr. 50.

L'ulcération de la jambe droite est presque entièrement cicatrisée. Le Vigo est continué.

Bien que le siège exact de la tumeur observée par Bianchi n'ait pu être discerné (s'agissait-il d'une gomme préosseuse, périostique, ou intra-osseuse?) le fait suivant n'en est pas moins fort intéressant, et comme les précédents il porte le cachet de la spécificité, si bien qu'il nous semble découler de cette courte note une certitude absolue pour l'opinion que nous soutenons. Nous remercions M. Jullien, qui en nous communiquant cette précieuse observation, nous a permis d'apporter un fait inédit de la plus grande valeur.

Observation VIII

Bianchi (Aurélio) (*Communication inédile faite par l'auteur à M. le Dr Jullien*).

I. — Paysanne de la Romagne, infectée par un nourrisson de l'hôpital des enfants trouvés de Florence ; chancre du sein, plaques multiples; pas de traitement. Mari bien portant.

Plusieurs enfants sont nés ensuite.

II. — Un de ces enfants est resté d'apparence saine, a été militaire, n'a pas eu de maladie vénérienne et s'est marié avec une robuste paysanne d'une parfaite santé.

III. — Ce couple a plusieurs enfants, dont un seul, l'aîné, a été examiné à la Clinique des Enfants de Florence, à l'âge de 11 ans.

Nez épaté, dents en mauvais état, tête grosse, articulations volumineuses. Il est amené pour une tumeur osseuse du tibia droit, en son milieu, grosse comme un œuf, de poule et attribuée à un coup. La rate est très grosse. Dans l'incertitude du diagnostic on donne les frictions mercurielles et l'iodure de potassium. En moins d'un mois le traitement spécifique fit disparaître la lésion et diminua considérablement la rate.

Nous terminerons ce paragraphe en reproduisant une ancienne et assurément très probante observation. Elle est due à M. le professeur Bœck, de Christiania.

Observation IX

Bœck (*Annales de Dermatologie*, 1889, *p.* 782).

La grand'mère, A. F. F..., (voir W. Bœck : *Recherches sur la syphilis*, Christiania, 1862, n° 878), à l'âge de 18 ans, a été soignée à l'hôpital, du 15 avril 1854 au 3 juillet 1854, pour des « ulcères des organes génitaux, roséole universelle, plaques opalines de l'amygdale droite ». Elle fut traitée par le traitement de Dzondi, décoction de squine et iodure de potassium. Puis elle est rentrée à l'hôpital le 15 juillet de la même année, avec ulcère de la commissure postérieure et des grandes lèvres, et fut cette fois traitée par le calomel ; elle est ressortie le 25 septembre 1854.

Le 26 mars 1860, elle a conduit à l'hôpital sa fille Joséphine A. G... (voir W. Bœck : *Undersogelser angaaende siphilis*, Christiania, 1875, n° 4259 a.) qui avait alors deux mois seulement,

L'enfant fut soignée à l'hôpital, par le professeur *W. Bœck* pour une syphilis congnitale très grave jusqu'au 19 juillet 1860. Elle fut traitée par la syphilisation. Elle est revenue à l'hôpital trois ans plus tard avec une affection des yeux, qui fut prise alors pour une ophtalmie scrofuleuse, mais qui a sans doute été d'origine syphilitique. Les deux observations très détaillées se trouvent dans les archives de l'hôpital; mais, je juge superflu de donner ici des détails, puisque, quand elle est rentrée à l'hôpital le 1ᵉʳ mai de cette année (1889), elle portait des traces indélébiles de sa syphilis congénitale, traces qu'on ne pouvait pas méconnaître. Ainsi elle avait des cicatrices rugueuses autour de la bouche et des traces d'une kératite interstitielle des deux yeux; de plus on trouvait une atrésie presque complète de l'iris à l'œil gauche, dont elle avait complètement perdu la vue. Enfin ses dents incisives médianes supérieures étaient absolument les exquisites de *Hutchinson* (notched teeth). Cette femme donc, qui a à présent 29 ans, et que j'ai présentée à la Société médicale de Christiania le 22 mai de cette année, nous a amené, le 1ᵉʳ mai de cette année, à l'hôpital, son fils souffrant d'une syphilis congénitale des plus manifestes. Cet enfant était né le 7 décembre 1888; il avait ainsi à son entrée à l'hôpital, de 4 à 5 mois. La maladie s'était manifestée chez l'enfant à l'âge de 2 mois et demi environ, c'est-à-dire assez tard pour une syphilis congénitale; mais néanmoins il n'y avait pas le moindre doute qu'il s'agit d'une syphilis congénitale véritable. La maladie avait commencé par le coryza, et peu de temps après un exanthème maculo-papuleux a commencé de se développer dans les plis inguinaux, sur les fesses, sur les cuisses, et plus tard aussi sur la face, spécialement autour de la bouche, sur le menton et sur le front.

A l'entrée de l'enfant à l'hôpital, cet exanthème était des plus caractéristiques, et de plus on trouvait alors des plaques rouges et luisantes sur la paume des mains et la plante des pieds et sur les surfaces palmaires et plantaires des doigts et des orteils, symptômes si ordinaires dans la syphilis héréditaire. Pour compléter l'aspect typique de la syphilis congénitale, on trouvait en travers des deux lèvres et aux coins de la bouche des rhagades profondes et saignantes, et pendant le séjour à l'hôpital des périostites se sont développées sur les surfaces internes des deux tibias, qui pourtant ont disparu, comme tous les autres symptômes, par l'emploi de l'iodure de potassium. L'enfant est sorti de l'hôpital sans symptômes manifestes de la syphilis, le 8 juin 1889.

Donc il n'y avait aucun doute que la syphilis de l'enfant ne fût une syphilis congénitale, et pour mieux vérifier encore ce fait, j'ai interrogé les parents d'une manière très sérieuse, et ils m'ont assuré que jamais d'autres qu'eux-mêmes n'avaient soigné l'enfant.

Mais pour que ce cas puisse être considéré comme une syphilis congénitale *à la deuxième génération*, il faut que l'hérédité du côté paternel et une réinfection du côté de la mère soient exclues. Dans ce but, j'ai soumis le père, qui avait alors 45 ans, à un examen très rigoureux. Il m'a déclaré que, pour sa part, il était tout à fait certain de n'avoir jamais eu la syphilis, et il m'a raconté de plus, qu'il s'était marié pour la première fois à l'âge de 32 ans; que sa première femme, dont il n'avait pas eu d'enfants, était morte en 1883, et qu'il s'était remarié en 1884 à sa femme actuelle. On ne pouvait du reste, au moyen d'un examen objectif très exact, découvrir aucune trace d'une syphilis précédente. L'homme était en tous sens sain, il avait l'air beaucoup plus jeune qu'il ne l'était en réalité.

Il est aussi très peu vraisemblable qu'une réinfection ait eu lieu chez la mère.

Elle avait eu avant son mariage un enfant d'un autre père en septembre 1883. Cet enfant naquit à la Maternité de Christiania, et on ne remarqua alors ni chez elle, ni chez son enfant, aucun symptôme syphilitique récent. A l'âge de quinze jours, l'enfant fut séparé de sa mère et soumis à la garde de personnes étrangères; mais il mourut à l'âge d'un mois, par suite de convulsions. Pourtant, d'après le dire de la mère, l'enfant n'avait pas eu d'exanthèmes avant sa mort. En 1884, comme je l'ai mentionné, elle se maria, et, en mai 1886, elle mit au monde son premier enfant né de ce mariage. *Cet enfant était en tous sens sain et florissant jusqu'à l'âge de 2 ans et deux mois,* époque à laquelle il fut atteint d'une scarlatine, et mourut de symptômes de croup. Le second enfant était celui dont il est question et qui était affecté de cette syphilis héréditaire. *Elle n'avait jamais eu de fausses couches.* Puis, d'après un examen très scrupuleux de la mère, il n'a pas été possible de trouver des traces d'une syphilis récente. Cette circonstance, de même que ce fait, que les deux premiers enfants n'ont montré aucun signe de syphilis, et surtout que le second enfant était tout à fait sain et florissant jusqu'à l'âge de 2 ans et demi, quand il a succombé à la scarlatine, semble démontrer que la mère n'avait eu d'aucune manière une syphilis plus récente ; car comme on le sait, plus la syphilis est invétérée chez les mères, plus il y a de possibilité pour qu'un enfant naisse malade après un enfant sain. Et si la mère avait acquis la syphilis après la naissance de son second enfant en 1886, elle aurait difficilement pu éviter de contaminer son mari non malade.

LÉSIONS VISCÉRALES

Les viscères ne sont pas indemnes. La plupart de nos observations montrent la faiblesse originelle du système nerveux, et nous aurons à revenir sur cette particularité, que souvent la céphalée est mentionnée ; mais le cas suivant, dû à Dezanneau, et concernant une hémiplégie, est véritablement une rareté ; là encore, si l'on voulait douter, l'argument thérapeutique apporterait son inébranlable appui.

OBSERVATION X

Dezanneau (*Annales de Dermatologie et de Syphiligraphie*. 1888,
p. 162).

M. X..., sous-officier, âgé de 23 ans, a été réformé, au mois de novembre 1887, pour une hémiplégie; engagé volontaire en 1885, il a été atteint de fièvre typhoïde six mois après son entrée au régiment ; cette maladie sévissait alors à l'état épidémique dans la garnison. Envoyé au bout de deux mois en congé de convalescence dans sa famille, il retourna guéri à son régiment, mais, quelques semaines plus tard, il fut pris de violentes douleurs de tête, surtout marquées à gauche, douleurs bientôt suivies de tremblement et d'affaiblissement musculaire dans la jambe et le bras droits Il fut obligé de rentrer à l'hôpital militaire au mois de février 1886 pour une hémiplégie presque complète du sentiment et du mouvement; après plusieurs mois de traitement par des moyens divers et en particulier par l'iodure de potassium, dont la dose ne dépassa pas 2 grammes par jour, l'amélioration était très notable lorsqu'il fut pris d'une scarlatine grave; envoyé de nouveau en convalescence dans sa famille, il put rentrer au régiment au mois de novembre 1886; la santé générale était alors bonne; il ne restait qu'un peu de faiblesse dans le côté droit, qui disparut bientôt sans laisser de traces.

Aucun trouble notable dans la santé n'était venu interrompre le service actif de M. X... dans la cavalerie, lorsque, au mois de septembre 1887, de nouvelles céphalées avec vertiges, survenues sans causes appréciables, furent bientôt accompagnées, comme la première fois, de tremblements dans la jambe et dans le bras droits avec diminution rapide des forces et de la sensibilité. Rentré à l'hôpital militaire au mois d'octobre, il se paralysa de plus en plus; l'hémiplégie était complète au mois de novembre et entraîna la mise à la réforme.

Les troubles oculaires, qui ne s'étaient pas encore manifestés, apparaissent alors tout à coup avec une acuité extraordinaire; un oculiste est appelé à donner des soins, et malgré l'emploi de collyres divers, de révulsifs et même de l'iodure de potassium, à la dose de 1 gramme par jour, les symptômes graves s'accentuent de plus en plus, et quand le malade m'est présenté pour la première fois, le 4 décembre, je constate l'état suivant : la vue est complètement abolie des deux côtés, au point que le malade ne distingue pas une bougie, ni les gros objets que l'on fait passer devant lui; la photophobie est intense ainsi que le blépharo-spasme ; un écoulement de larmes abondant et continu, des élancements dans l'œil, des douleurs orbitaires vives, ne laissent aucun repos et enlèvent complètement le sommeil; les cornées ternes et dépolies dans toute leur étendue présentent une coloration saumon uniforme; le trouble de la cornée et de la chambre antérieure rend impossible l'examen de l'iris et du fond de l'œil; l'opacité est même assez prononcée pour ne pas permettre de voir l'ouverture pupillaire, la tension intra-oculaire n'est pas sensiblement augmentée; cet état aigu existe, au dire du malade, depuis plus de quinze jours, avec anorexie, fièvre et perte complète du sommeil; quant à l'hémiplégie, il n'en reste d'autre trace qu'un peu de faiblesse dans le bras et dans la jambe.

Préoccupé d'accidents oculaires aussi graves, qui semblent néanmoins se rattacher à ces accidents de syphilis héréditaire tardive dont la connaissance a été vulgarisée par le brillant enseignement et les remarquables travaux de M. le professeur Fournier, je provoque une consultation avec mes distingués confrères, M. le docteur Farge, médecin en chef de l'Hôtel-Dieu, et le docteur Ferron, médecin principal de l'armée. Mes collègues, convaincus comme moi de l'origine syphilitique de cette kératite interstitielle et de l'hémiplégie qui l'a précédée, sont d'avis de commencer immédiatement les frictions mercurielles et de les continuer jusqu'à salivation; nous prescrivons donc de faire, matin et soir, aux aines et sous les aisselles, des frictions avec 8 grammes d'onguent napolitain, nous conseillons en outre l'instillation, toutes les deux minutes, d'un collyre au sulfate d'atropine, alterné avec un collyre au chlorhydrate de cocaïne, des frictions chaudes fréquemment renouvelées sur les paupières et le séjour permanent dans une chambre obscure.

Pendant la première semaine de ce traitement, aucune amélioration ne se manifeste, les douleurs semblent au contraire augmenter d'acuité, l'insomnie est complète, malgré l'emploi du chloral et de la morphine, et un délire nerveux intermittent, surtout accusé pendant la nuit, nous fait craindre le développement de nouveaux accidents cérébraux; au bout de six jours, apparition d'une stomatite avec salivation abondante. Ces souffrances nouvelles ajoutent encore à l'agitation et au désespoir du malade et de son entourage; la photophobie et le larmoiement commencent cependant à diminuer. Nous prescrivons le chlorate de potasse en potion

et en gargarisme, tout en faisant continuer les frictions ; la saliva-
tions et la stomatite diminuent, et le malade, à sa grande satis-
faction, commence à distinguer vaguement les gros objets, les
douleurs péri-orbitaires deviennent plus supportables, mais de
nouveaux élancements plus cruels que jamais, se font sentir au
fond de l'œil et s'accompagnent d'un tension intra-oculaire plus
considérable, surtout à l'œil gauche ; cetre tension me fait craindre
une poussée d'irido-choroïdite glaucomateuse ; je pratique alors,
pendant trois jours, des injections sous-cutanées de nitrate de
pilocarpine. Ces injections sont suivies presque immédiatement
d'une diminution très marquée dans le tonus oculaire et dans les
douleurs. L'amélioration continue, et trois semaines après le début
du traitement, les douleurs ont complètement disparu ainsi que la
photophobie et le larmoiement. Les cornées sont encore ternes et
ont une teinte un peu saumonée, mais la vision s'améliore rapidement. Les frictions mercurielles, qui avaient été suspendues pendant quelques jours sont définitivement supprimées et remplacées
par trois grammes d'iodure de potassium et un centigramme de
bi-iodure de mercure, pris chaque jour en deux fois dans une tasse
de lait ; le collyre à l'atropine est continué à la dose de deux
gouttes chaque jour ; la cocaïne est supprimée. Cinq semaines
après le début du traitement le malade commence à lire de gros
caractères d'imprimerie ; huit jours plus tard il peut lire sans
fatigue les caractères ordinaires d'un journal ; il n'y a plus d'ailleurs ni rougeur des yeux, ni larmoiement, ni photophobie, ni
douleurs péri-orbitaires.

L'examen des yeux, fait quarante-cinq jours après le début du
traitement, donne les résultats suivants :

Acuité visuelle normale à droite, à gauche diminuée environ
de 1/8, les cornées sont redevenues transparentes dans presque
toute leur étendue, à gauche seulement un léger trouble en bas et
en dehors ; l'iris est sain à droite, à gauche la pupille est un peu
irrégulière et laisse voir une trace d'iritis. L'examen ophtalmosco-
pique du fond de l'œil, facile à pratiquer, ne décèle aucune lésion.

Quant à la santé générale, elle est parfaite ; le malade a repris toutes ses habitudes actives et déclare ne s'être jamais mieux porté ; il continue à prendre, chaque jour, trois grammes d'iodure de potassium et un centigramme de bi-iodure de mercure.

En présence d'un résultat thérapeutique aussi merveilleux, l'origine syphilitique des accidents oculaires ne pouvait plus laisser de doutes dans notre esprit. Et cette guérison presque inattendue de la famille et à peine espérée par nous, augmentait encore l'intérêt de l'enquête à laquelle nous avons apporté tout le soin dont nous étions capables.

S'il est souvent difficile de mener à bonne fin une enquête semblable, en raison du peu de foi qu'il faut ajouter souvent aux réponses des intéressés, je crois qu'il n'en a pas été de même dans le cas actuel ; chaque personne interrogée spécialement et soumise à toutes les investigations nécessaires a répondu sans aucune réticence, bien convaincue que, dans une circonstance aussi critique, il était nécessaire de connaître exactement la vérité pour constituer un traitement capable de triompher du mal dans le présent et dans l'avenir.

Cette enquête a permis d'établir les faits suivants :

1° Le jeune X. . n'a jamais, à sa connaissance, contracté aucune maladie vénérienne ; il n'en présente d'ailleurs aucune trace, les organes génitaux, la gorge, les téguments, le cuir chevelu, les dents, le système osseux, n'offrent rien de particulier ; pas d'autre maladie dans l'enfance qu'un léger impétigo de la face, sans engorgement ganglionnaire, sans troubles du côté des yeux ni des oreilles ; l'œil gauche, plus faible que l'œil droit, a toujours été légèrement myope ; constitution d'ailleurs nerveuse, robuste, et santé toujours excellente.

2° La mère du malade, douée d'une riche constitution, a toujours joui d'une santé parfaite ; fille unique de père et de mère bien portants, elle n'a jamais eu, ni pendant son enfance, ni avant ni après son mariage, d'indisposition ni de maladie d'aucune sorte ; elle a eu quatre grossesses, dont deux, les deux premières, se sont terminées par des fausses couches sans cause connue; la troisième grossesse a donné naissance à un fils bien constitué et d'apparence robuste, né à terme, mais qui a succombé à l'âge de sept mois à des accidents cérébraux, dont le médecin ne s'est pas expliqué la nature ; il s'est borné à affirmer que ce ne pouvait être une méningite tuberculeuse, vu qu'il n'y avait aucun cas de tuberculose dans la famille ; quant à la quatrième grossesse, elle s'est terminée heureusement par la naissance d'un fils bien constitué, celui qui fait l'objet de cette observation.

3° Le père de M. X..., soumis à un examen minutieux, ne présente de son côté aucune trace d'affection vénérienne ; il affirme également n'en avoir jamais contracté aucune ; il n'a jamais eu d'autres troubles dans sa santé qu'une paralysie incomplète des jambes, vers l'âge de 14 ans ; cette maladie, dont la durée aurait été de plusieurs mois, se compliquait de violentes douleurs de tête et d'une grande prostration ; elle était accompagnée de de quelques troubles oculaires, diplopie et faiblesse de la vue ; le tout avait disparu lentement sans laisser de traces, sous l'influence d'un traitement local et général dont il ne saurait préciser la nature ; depuis, la santé est toujours restée parfaite. Il ne peut donner aucun détail sur ses antécédents paternel et maternel, mais il insiste sur ce fait qu'il était né le sixième, et qu'aucun de ses frères et sœurs n'avait survécu, il a souvent entendu répéter à sa famille qu'ils étaient tous morts en naissant, ou peu de temps après leur naissance, et sans qu'on ait pu attribuer leur mort à d'autre cause qu'une faiblesse de constitution.

Ces importants commémoratifs, joints à l'histoire pathologique de M. X..., permettent de formuler les conclusions suivantes :

1° La guérison rapide par un traitement spécifique et la physionomie spéciale des accidents d'hémiplégie et de kératite interstitielle qu'a présentés M. X... ne peuvent laisser aucun doute sur l'origine syphilitique de ces accidents ;

2° Le jeune X..., n'ayant jamais eu d'autres accidents syphilitiques et n'ayant d'ailleurs jamais contracté aucune maladie vénérienne, comme l'ont démontré l'examen et l'interrogatoire le plus minutieux, c'est à la syphilis héréditaire tardive que doivent être attribués les symptômes qui ont commencé à se manifester vers l'âge de 20 ans ;

3° Le père et la mère n'ayant jamais présenté aucun signe local ni général de syphilis acquise, le père seul ayant eu, à l'âge de 14 ans, des céphalées et une paralysie sans cause immédiate connue, il est nécessaire de faire remonter plus haut la tare originelle ;

4° Si l'on considère que M. X... a eu cinq frères nés avant lui et tous morts en naissant, ou peu de temps après leur naissance, que lui-même a été atteint, vers l'âge de 14 ans, d'une paraplégie qui n'a pas laissé de traces, que sa femme a eu d'abord deux fausses couches, puis un enfant mort à sept mois d'une méningite, il devient extrêmement probable que le père de M. X... était entaché de syphilis héréditaire ;

5° La filiation rationnelle des accidents serait donc la suivante : syphilis des grands-parents entraînant la mort des cinq premiers nés ; hérédo-syphilis chez le sixième enfant, se traduisant à 14 ans par des céphalées et une paralysie, entraînant après le mariage deux fausses couches et la mort d'un enfant de l'âge de sept mois, puis léguant au dernier né le germe d'une diathèse qui se traduit après vingt ans par deux attaques d'hémiplégie et une lésion oculaire des plus graves ;

6° Cette observation, dans laquelle l'enquête a pu être faite avec toute la rigueur et l'exactitude désirables, permet d'établir que la syphilis héréditaire tardive peut se manifester à la seconde génération avec ses caractères ordinaires de gravité et de spécificité.

Il est impossible de séparer de ces faits ceux dans lesquels le système nerveux s'est montré originairement vulnérable et mal constitué. S'il ne s'agit pas là de lésions proprement dites, guérissables par le mercure, il est incontestable que c'est à l'hérédité syphilitique qu'est dû l'état grave et incurable de ces tristes rejetons, et ne fût-ce que comme un appendice, ces faits devaient figurer au chapitre des visceropathies.

C'est à Barthélemy que sont dues ces deux observations, dans lesquelles nous voyons l'hérédité aboutir à l'épilepsie, à l'idiotie et au gâtisme.

OBSERVATION XI

BARTHÉLEMY, in *thèse Fournier*, 1898, p. 333. — *Hérédo-syphilis de seconde génération. Enfant idiote et gâteuse.*

Pas de renseignements sur les grands-parents. Mère certainement hérédo-syphilitique. Petitesse de taille. Cheveux rares, durs et secs. Ongles d'une fragilité extrême. Dents naines, déformées, atypiques, espacées. Cicatrices très nombreuses sur les membres inférieurs, d'apparence aussi syphilitique que possible. Pseudo-rhumatisme polyarticulaire aux membres inférieurs

C'est d'après les stigmates sus-énoncés, que M. le docteur Barthélemy soupçonne la nature spécifique des arthropathies et prescrit un traitement spécifique (frictions mercurielles et iodure de potassium). Or, rebelle à toute médication depuis plusieurs années, le prétendu rhumatisme guérit en quelques mois.

Fille de 4 ans, venue à huit mois. Enfant *idiote* et *gâteuse*.

Observation XII

Barthélemy, in *thèse Fournier*, 1898, p. 333.

Grand-père certainement syphilitique. Père n'ayant pas présenté
d'accidents connus de syphilis, mais mort de paralysie générale.
Petit-fils *épileptique*.

Citons aussi les convulsions comme une conséquence plus
que fréquente de l'état morbide que nous étudions.

Observation XIII

E. Fournier. (Thèse, p. 341). *Mère hérédo-syphilitique et mari sain.
Deux grossesses. Deux morts.*

Mme D..., âgée de 30 ans, est née d'un père syphilitique et d'une
mère sur laquelle on n'a pas de renseignements. Deux enfants, nés
avant elle, sont morts à quatre et six semaines ; un autre a survécu
mais est toujours malade. Son mari est bien portant.

L'hérédo-syphilis s'atteste sur elle par des stigmates et des
symptômes multiples : cicatrices de spécificité peu douteuse sur la
fesse droite et le poignet gauche, vestiges d'ulcérations remontant
à l'enfance ; fortes saillies bosselées du front ; nez écrasé à sa
racine ; cataracte ponctuée, vulnérabilité dentaire (la plupart des
dents sont ou détruites ou cariées) ; dystrophies sur la plupart des
dents qui restent indemnes ; céphalées très fréquentes ; douleurs
osseuses, remontant à plus de douze ans.

Actuellement, exostose volumineuse des deux tibias ; à la jambe
gauche, foyer de périostite gommeuse en voie d'ulcération.

Deux grossesses : enfants venus à terme.

Le premier est mort à trois mois, après avoir présenté quelques convulsions ;

Le second est mort à trois mois et demi, avec des phénomènes bronchitiques.

L'un et l'autre, somme toute, sont morts, nous dit la mère « presque de rien et sans que rien ait présagé leur fin prochaine ».

L'observation suivante, due à M. Eugène Collin, le distingué praticien de Saint-Honoré (les bains) est un exemple de phtisie, soupçonnée et démontrée syphilitique bien avant que la connaissance et la recherche des bacilles tuberculeux aient rendu facile ce genre de diagnostic. La sagacité de M. Collin avait devancé nos connaissances spéciales sur ce point, et le plus beau succès thérapeutique en fut la récompense.

OBSERVATION XIV

COLLIN. — *Dictionnaire des sciences médicales* t. 14, p. 565.

En mai 1868, E. Collin est appelé près d'un enfant se mourant, disait-on, de la poitrine ; sa mère avait eu d'abord une fausse couche, puis une fille bien portante, puis trois garçons : le premier est le sujet de l'observation ; le second est d'une santé délicate ; le troisième est bien portant. Le premier garçon, celui dont il s'agit, né en 1862, très malingre, nourri par sa mère, eut à huit ou neuf mois, une éruption cutanée, puis des bronchites fréquentes et du coryza habituel, puis une série de bronchites capillaires. En 1868, tenu en serre chaude depuis deux ans il a une coloration jaune paille de la peau, les yeux enfoncés, un suintement nasal continu, l'aspect d'un petit vieillard ; râles sibilants, crépitants et même caverneux aux deux sommets avec matité correspondante; toux continuelle, sueurs nocturnes, faiblesse extrême. E. Collin pense à une affection de nature syphilitique ; impossible de trouver le moindre antécédent chez le père et chez la mère. Les eaux sulfureuses de Saint-Honoré sont employées en juillet, comme moyen de diagnostic : apparition d'une roséole, puis des plaques muqueuses à la langue et à l'anus et diminution des accidents pulmonaires. L'enfant est soumis à un traitement mixte par le sirop au bi-iodure de mercure et à l'iodure de potassium ; amélioration rapide et considérable qui s'est maintenue depuis lors.

E. Collin a appris depuis que le grand-père maternel était mort syphilitique. Se basant sur la terminaison des grossesses de la mère et l'état de ses enfants successifs, sur l'éruption cutanée survenue au neuvième mois, sur la fréquence des affections pulmonaires chez les enfants de syphilis héréditaire, sur le cachet particulier du petit malade, sur la possibilité de sauter une génération, enfin sur le succès de la médication spécifique, E. Collin conclut que l'enfant est né d'une mère en apparence bien portante, mais possédant un germe syphilitique transmis par son père.

Enfin nous rappellerons que dans l'observation qu'il a bien voulu nous communiquer, Aurelio Bianchi a constaté, grâce au phonendoscope dont il est l'inventeur, l'énorme gonflement de la rate. C'est là un signe d'infection, et nous ajouterons, en nous appuyant sur tous les travaux modernes, d'infection syphilitique au premier chef.

PEAU ET MUQUEUSE

Un assez grand nombre de nos observations attestent la possibilité de voir survenir des lésions cutanées, éruptions ou ulcérations, au cours de la syphilis héréditaire indirecte. Je citerai tout d'abord celle de Bœck (observation IX) où se trouvent mentionnés un examthème maculo-papuleux et des rhagades péri-labiales, ce signe considéré aujourd'hui comme à peu près infaillible de l'hérédo-syphilis. Dans le fait de Spillmann déjà cité, nous lisons qu'un enfant fut atteint d'une éruption à la région fessière. Enfin, le fait suivant où Atkinson (de Baltimore) établit l'existence des érythèmes planto-palmaires, et des éruptions eczématiformes de l'anus et du scrotum.

Observation XV

Atkinson (de Baltimore). — *In archives of Dermatology,* 1877, p. 106.

I. — Mari, irlandais, examiné en 1876, a eu longtemps mal aux yeux et porte de nombreuses opacités sur la cornée.

Sa femme a la figure traversée de multiples cicatrices, traces d'ulcérations.

II. — De ce couple naissent six enfants :

1° Mort à un an de convulsions ;

2° Mort à deux semaines de convulsions ;

3° et 4° Morts à 15 mois de convulsions ;

5° Julia examinée à 19 ans : traces de kératite parue à l'âge de 12 ans et l'ayant rendue complètement aveugle pendant un an ; les incisives supérieures sont entaillées comme dans la syphilis héréditaire, et ne sont pas en contact l'une avec l'autre.

Mariée depuis trois ans ; a un enfant de 18 mois. Peu après son accouchement lui vient sur les cuisses une éruption papulo-squameuse dûment reconnue syphilitique. Il s'agissait de petits cercles de papules circonscrivant un centre absolument sain et ayant une coloration typique.

Fin février elle accouche d'un second enfant. L'éruption flétrie avait reparu sur les bras et les avant-bras, et durait encore en juin, pour céder enfin à l'iodure (juillet).

Son mari est exempt de syphilis acquise, d'ailleurs assez chétif et très nerveux, ainsi que sa femme il nie tout antécédent vénérien ;

6° Honora, a 18 ans, est grande et robuste, avec des dents franchement syphilitiques. Il y a quatre ans fut soignée pour kératite et otite moyenne dues à la syphilis héréditaire.

III. — Julia et son mari ont deux enfants :

1° L'aîné, garçon, est présenté à l'hôpital, à 18 mois, pour une éruption eczématiforme péri-anale.

2° A six semaines, le second est pris d'éruption roséolique, avec coryza, érosions péri-anales ; à quatre mois aspect vieillot, diarrhées, érosions du scrotum, rougeurs de la paume des mains et de la plante des pieds. Mort à huit mois.

Dans les deux cas que rapporte King au cours de son intéressant travail du *Journ. of. cutan. disease*, nous notons encore une éruption bulleuse, pemphigus syphilitique probable, et toute une série de condylomes à l'anus. L'un de ces enfants mourut, mais chez l'autre le traitement spécifique prévalut, et finit par échapper.

Observations XVI, XVII

Ed. King. — *Hereditary syphilitic transmission through two generations. (Journal of cut. and gen. urin. dise.* septembre 1889).

M. G..., 24 ans, aucun renseignement sur les parents et grands-parents ; huit frères et sœurs, tous de santé moyenne. Un frère mort était atteint de surdité chronique. Une sœur mariée a eu plusieurs fausses couches, a souffert de violentes migraines, de maux de gorge et de « sore tongue ».

Antécédents personnels : Santé moyenne. Migraines. Jamais d'éruption à la peau. Dents normales. A accouché en avril 1887 de deux jumeaux, garçon et fille. Garçon premier-né, bien dévelloppé. Fille d'aspect maladif, petite, à face ratatinée et vieillotte ; la peau ridée, de couleur cuivrée est le siège d'une éruption rouge. Les os craniens sont mous, les fontanelles larges.

Peu de jours apres sa naissance, une éruption apparut chez le garçon ; puis, les deux enfants eurent de l'enchifrènement et dans le cours de la deuxième semaine des lésions buccales douloureuses. Deux semaines après ces accidents, les mamelons de la mère nourrice présentaient une surface ulcérée et indurée. Les ganglions cervicaux et axillaires étaient augmentés de volume.

La fille s'affaiblit plus vite que le garçon, mais tous deux souffrirent à l'état chronique d'une diarrhée assez grave. Des condylomes leur vinrent à l'anus vers la cinquième et la sixième semaine. Dès lors, traitement spécifique suivi d'une certaine amélioration rapide.

Mais au mois de juillet, la fille présente une éruption bulleuse, et meurt, quelques jours après, dans un état d'émaciation très accentué.

Par contre, le garçon n'a fait que prospérer et le traitement l'a complètement guéri.

Chez la mère, la syphilis est certaine; l'auteur a assisté à toute l'évolution des accidents secondaires qui d'ailleurs ont cédé au traitement. Le père, pris à part, a été soigneusement, scrupuleusement examiné et interrogé. On ne peut rien trouver qui puisse se rapporter à la syphilis : ni cicatrices, ni taches, pas de ganglions durs. Tout porte à admettre chez lui une entière bonne foi. Si les antécédents héréditaires de la mère sont inconnus, ceux du père, du moins, semblent excellents. La syphilis ne vient pas de ce côté.

A ce propos King relève les points suivants :

1º Le mari est et a toujours été exempt de syphilis ;

2º La mère, saine avant la naissance de ses enfants, a contracté d'eux la syphilis en leur donnant le sein ;

3º Les enfants, surtout la fille, n'ont pu être contagionnés par une cause extérieure ; ce sont bien des hérédo-syphilitiques; l'effet du traitement spécifique a bien établi chez le garçon la nature certaine des lésions ;

4º Il y a là une exception évidente à la loi de Colles.

Mais aucune observation n'est plus concluante que celle de notre éminent maître M. le professeur Pinard. Dans ce cas ce n'est plus seulement une éruption, mais une infiltration destructive à laquelle nous assistons.

Observation XVIII

Pinard (*in Thèse Fournier*, p. 342). — *Femme hérédo-syphilitique. — Quatre fausses couches. — Cinquième enfant syphilitique.*

E. D..., âgée de vingt-quatre ans, blanchisseuse, entre le 12 janvier 1885 à l'hôpital Lariboisière.

Antécédents héréditaires : Le père aurait été affecté, raconte-t-elle, d'une « maladie du sang » et d'une sorte « de lèpre de la face » qui a duré dix ans. Un médecin l'a traité « pour un reste de maladie vénérienne » et lui a fait prendre longtemps de l'iodure de potassium. — A quarante-cinq ans, il a été frappé d'une attaque d'apoplexie avec paralysie ; — mort dix-huit mois plus tard.

La mère est vivante, et n'a jamais été malade, dit-on. — Elle a eu, de son mari, quatre enfants.

Les deux premiers ont été expulsés avant terme, « *morts* et noirs comme de l'encre ».

Le troisième, né à terme, est *mort* à trois semaines.

Le quatrième est notre malade, sur laquelle nous allons bientôt revenir.

Le cinquième est une fille qui a présenté, vers l'âge de 14 ans, des accidents de périostite tibiale et une ophtalmie de longue durée. Mariée. Un enfant bien portant.

Le sixième et le septième enfant jouissent d'une bonne santé.

Antécédents personnels : Enfant, elle n'a été élevée qu'avec les plus grandes difficultés ; n'a commencé à marcher que vers 13 ou 14 mois. Réglée à 13 ans et demi.

A l'âge de 18 ans et demi, a commencé à ressentir de vives douleurs dans les jambes, au niveau du tibia, douleurs plus spécialement nocturnes. Bientôt tuméfaction de ces deux os, sous forme d'*hyper stoses* qui ont persisté. Actuellement, tibias *en carène*, forme due à la présence de ces hyperostoses ; en outre, ces deux os présentent une légère courbure à concavité interne.

Vers la même époque, *exostoses craniennes*. On retrouve encore aujourd'hui, un peu au-dessus et en arrière de l'une des apophyses mastoïdes, une exostose du volume d'une noix.

Peu après, début d'une ophtalmie qui a duré 2 ans et qui a laissé deux ou trois *synéchies* postérieures.

Enfin, quelque temps après, l'ouïe a commencé à s'altérer, sans que la malade ait ressenti la moindre douleur dans les oreilles ; elle a baissé de plus en plus. Aujourd'hui, *cophose* très accentuée.

Mariée deux fois. De son premier mariage (sur lequel on n'a pas de renseignements), un enfant, qui a dû être extrait au forceps et qui est mort en quelques minutes.

Du second mari, qui n'a jamais rien présenté de suspect, cinq grossesses qui ont donné les résultats suivants :

Première grossesse : *fausse couche* à deux mois.

Deuxième grossesse : *fausse couche* à deux mois et demi.

Troisième grossesse : *fausse couche* à deux mois.

Quatrième grossesse : *fausse couche* à deux mois et demi.

Cinquième grossesse : enfant venu à terme le 12 janvier. Nourri par sa mère. Sorti en bon état, dix jours plus tard.

Nous le revoyons deux mois après. Bonne apparence. Poids : 4.850 grammes. La mère raconte qu'il y a un mois de nombreuses taches rouges, petites, arrondies et sans relief, sont apparues sur les fesses et les membres de l'enfant ; il s'en est aussi développé plusieurs sur un nœvus qu'il porte à la fesse droite, nœvus de la largeur d'une pièce de deux francs. Puis, l'une de ces dernières s'est ulcérée, étendue, jusqu'à envahir toute la surface de ce nœvus.

Aujourd'hui, cette lésion est recouverte d'une croûte. Au-dessous de cette croûte, ulcération cratériforme, creuse, arrondie. Elle nous semble nettement spécifique, bien qu'on ne découvre rien autre de suspect sur l'enfant, à part, toutefois, quelques taches rouges, légèrement érosives, au niveau du pli interfessier.

M. le professeur Fournier vient visiter l'enfant. Il confirme le diagnostic de *syphilide ulcéreuse* que nous avions porté sur la lesion. Traitement antisyphilitique.

Nous rapprocherons de cette observation si importante le cas observé dans sa clientèle par Ferdinand Suarez de Mendoza. Qu'une perte de substance d'origine gommeuse ait persisté pendant quatre ans en suivant ce décours torpide propre aux chronicités infectieuses abâtardies, il n'y a rien là qui puisse nous étonner, et si l'on pouvait hésiter sur le diagnostic, l'épreuve thérapeutique suffirait à nous éclairer.

OBSERVATION XIX

SUAREZ DE MENDOZA (inédite).

Mlle X..., âgée de 15 ans, née aux Antilles, après avoir été soignée pour une affection oculaire qui avait réduit presque à néant sa vision, fut confiée à mes soins en 1892.

A mon premier examen je constatais que la malade était atteinte d'irido-choroïdite double avec synechies considérables. Le tonus était normal, mais la vision était si mauvaise que la malade distinguait à peine de l'œil droit, le meilleur, à deux mètres les gros caractères de l'échelle optométrique qui doivent être perçu normalement à cinquante mètres Son acuité était donc, pour parler le langage technique = 1/25.

En interrogeant la malade j'appris que dès l'âge de 10 ans elle avait souffert des yeux et avait été soignée par différents confrères qui, outre les collyres appropriés, avaient employé pendant cinq ans, pour combattre le lymphatisme, fortes doses de sirops de rayfort iodé, d'iodure de fer, d'arséniate de soude, de jus de cresson, etc , etc.

Malgré ces divers traitements l'état des yeux allait toujours s'aggravant jusqu'au moment où, pour combattre une hypertrophie ganglionnaire cervicale et axillaire, un confrère américain lui avait ordonné de la salsepareille et de l'iodure de potassium.

Pendant ce dernier traitement les yeux s'améliorèrent, mais à cause de l'intolérance de l'estomac on dut abandonner l'iodure, et à partir de ce moment l'état des yeux s'étant beaucoup aggravé, décida la famille à venir en Europe et me confier l'enfant.

Celle-ci, quoique bien constituée, a une figure vieillotte et porte sur les incisives supérieures et inférieures des sillons transversaux ; les canines sont atrophiées, le palais est en ogive et la boîte cranienne extrèmement petite. — En découvrant l'enfant pour examiner les os, je fus surpris de voir sur la jambe gauche un pansement ouaté. On m'apprit que depuis 4 ans la malade « avait une plaie chronique due à une varice ». Cette plaie avait résisté à tous les traitements employés. A l'examen je constatais une ulcération profonde, sanieuse, taillée à pic et ressemblant à s'y méprendre à une gomme ulcérée. L'âge, les principes, l'éducation de l'enfant me défendaient d'admettre l'infection directe ; cependant pour en avoir le cœur net, j'arrivais à un examen approfondi qui fut *absolument négatif*.

Le père et la mère que je connais très bien, n'ont jamais eu la moindre affection spécifique, mais le grand'père qui, à maintes reprises a du traiter ses rhumatismes par l'iodure de potassium, avoue l'accident primitif à l'âge de 20 ans. Il se maria à 29 ans à une personne très bien portante qui eut trois fausses couches, puis une grossesse menée à terme et naissance d'un enfant chétif, couvert de squames et ayant les genoux et les cou-de-pieds très gros ; enfin, 3 ans après, un nouvel enfant très bien portant, le père de notre malade. — Celui-ci se maria à son tour et sa femme, très bien portante, eut quatre grossesses dont voici le résultat :

1° Fausse couche à 5 ou 6 mois ;
2° Une fille (notre malade) ;
3° Un garçon bien portant ;
4° Une fille bien portante.

Ces deux derniers enfants, vivants encore, ont un aspect vieillot.

Je soumis la jeune malade à un traitement très actif (frictions mercurielles, iodure de potassium, injections hypodermiques de pilocarpine, collyre d'atropine). Au bout de trois semaines, l'ulcération de la jambe était presque guérie, mais les yeux, bien que l'iris eut reconquis beaucoup de sa liberté, restaient encore, au point de vue visuel, dans le *statu quo*. Les milieux de l'œil restaient inéclairables.

Je fis alors des injections hypodermiques de calomel et plus tard, de peptonate de mercure tout en continuant les injections de pilocarpine. Finalement, au bout de quatre mois, la vision devint presque normale, c'est-à-dire = 2/3.

Pendant l'année qui suivit la guérison, la malade eut deux petites rechutes qui cédèrent au traitement mixte.

Depuis, il y a déjà six ans, la malade s'est toujours bien portée et enfin, partie en Amérique, elle s'est mariée et a eu deux enfants très bien constitués.

Dans l'incertitude de savoir où classer présentement cette singulière maladie appelée ainhum et constituée par des amputations intra-utérines, mais pensant me rapprocher de la vérité en la faisant rentrer hypothétiquement dans la classe des affections du tissu cellulaire, au même titre que la sclérodermie dont elle serait une variété, je reproduirai ici la curieuse observation de Gastou. Je ne prétends pas pour cela en faire un accident syphilitique, mais il est assez probable que l'hérédité atavique n'y est point étrangère ; au surplus je ne la fais figurer dans ce travail qu'à titre de curiosité.

OBSERVATION XX

PAUL GASTOU. (*Bulletin de la Société de Dermatologie et de Syphiligraphie*, 1895, p. 367).

Premier cas. — Mme C.., âgée de 53 ans, brodeuse, vient le 10 avril 1895, dans le service de M. le professeur Fournier, pour une éruption datant de quelques jours et disséminée sur tout le corps.

Cette éruption est surtout marquée aux extrémités inférieures. Elle se caractérise par des éléments groupés en cercle, de couleur cuivrée, légèrement squameux, dont les uns forment des saillies perceptibles au doigt et les autres sont simplement papuleux.

L'éruption n'est pas prurigineuse, la configuration et la couleur font penser qu'il s'agit de syphilides papulo et tuberculo-squameuses circinées.

L'interrogatoire de la malade, la recherche des accidents pouvant dévoiler la syphilis restent infructueux, il s'agit très probablement d'une syphilis ignorée.

La malade ne se souvient pas d'avoir eu la moindre écorchure, la moindre plaie, pouvant par son évolution et ses caractères, rappeler un chancre.

Mariée il y a vingt-six ans environ, elle a eu une fille qui est née à terme et s'est toujours bien portée, dit-elle. Depuis elle n'a plus eu d'enfants. Son mari est mort de bronchite chronique, avait fréquemment des éruptions et prenait de temps en temps de l'iodure.

Elle-même a été soignée pour de l'urticaire et à plusieurs reprises a présenté des poussées d'une affection prurigineuse qui guérissait par les bains d'amidon.

Cependant, vers le mois de septembre dernier, ayant consulté à Saint-Louis, on lui donna le traitement de la gale. En octobre, elle eut, dit-elle, au pli de l'aine une petite tuméfaction qui forma abcès, s'ouvrit spontanément et dura quinze jours.

Elle ne se souvient pas d'avoir eu d'autres éruptions, d'angines ni de manifestations vulvaires.

Examinée avec soin, on ne trouve aucun stigmate ancien pouvant révéler la syphilis. Elle se plaint de douleurs dans les jambes. On ne trouve aucun signe médullaire : les réflexes sont normaux, les pupilles réagissent faiblement, il existe un léger myosis. Aucune altération viscérale.

Quoique ne trouvant pas la porte d'entrée de la syphilis, on soumet la malade à un traitement mixte : 2 pilules de Dupuytren et 3 gr. d'iodure par jour.

Au bout d'un mois et demi de traitement, vers la fin de mai, l'éruption a presque complètement disparu.

La malade est suivie depuis le mois de juin jusqu'à novembre ;

les éléments tuberculo-squameux ont disparu, elle a à plusieurs reprises des poussées éruptives d'apparence lichénoïde et très prurigineuses dont elle souffre encore actuellement.

Deuxième cas. — E..., 27 ans, brodeuse, vient le 23 octobre, demander un traitement pour guérir des douleurs lombaires et se plaint que ses jambes enflent et qu'elle est facilement essoufflée.

On est frappé aussitôt de l'aspect de son nez qui est écrasé à sa racine et présente l'ébauche de la malformation nasale désignée par M. le docteur Fournier sous le nom de « nez en pied de marmite ».

Ce n'est pas, du reste, la seule malformation qu'elle présente : elle a des dents d'Hutchinson et sur ses molaires des atrophies cuspidiennes multiples. En outre, on constate une perforation de la cloison.

Interrogée sur ses antécédents, elle raconte avoir eu dans l'enfance des maux d'yeux et d'oreilles ayant duré de longs mois ; puis, à l'âge de 9 ans, on l'aurait traitée pendant trois mois par l'iodure de potassium pour des plaques muqueuses buccales.

A 16 ans, a la suite de maux de gorge violents, survint une perforation du voile du palais guérie par de l'iodure et un traitement mercuriel.

A la même époque se produisit l'affaissement de la racine du nez.

Depuis, elle a été bien portante, a mis au monde un enfant qui, dit-elle, n'a jusqu'à présent jamais été malade.

A la suite de sa couche, elle a eu une phlébite.

L'examen des viscères ne dénote rien de particulier, il n'y a pas de traces d'albumine dans l'urine.

Troisième cas. — G..., âgée de 3 ans, est une enfant présentant les apparences d'une bonne santé, elle n'a du reste jamais été malade. Ni écoulements d'oreilles, ni maux d'yeux, ni éruptions d'aucune sorte.

Mais en la déshabillant, on constate sur le bras gauche une malformation tout à fait particulière.

Au dessous de l'articulation du coude gauche, le bras se termine par un véritable moignon. On dirait que l'enfant a subi une amputation, tellement la cicatrice est nette, comme si elle eût été formée de lambeaux savamment taillés.

Les deux tiers inférieurs de l'avant-bras manquent et ont toujours manqué. L'enfant est venue ainsi au monde.

Il s'agit d'une véritable amputation congénitale. Ce qui reste du bras est bien conformé, il en est de même de tout le squelette, sauf cependant l'existence de bosses frontales saillantes.

Pas de malformations viscérales. On note la présence d'une glossite exfoliatrice marginée dont le début est déjà ancien.

LÉSIONS OCULAIRES

On sait les services que l'ophthalmologie a rendu à la spécialité syphiligraphique. Grâce à Hutchinson et aux beaux travaux de ses continuateurs, la kératite interstitielle est aujourd'hui un symptôme avéré de syphilis, non seulement héréditaire, mais acquise. Dès lors nous devions la retrouver dans le tableau de nos fils d'hérédos. Nous retrouverons aussi l'iritis, et toute la série des neuro-rétinites et des choroïdites par lesquelles s'affirme l'imprégnation syphilitique, parfois même monosymptomatique. Dans l'observation de Suarez de Mendoza, l'enfant présentait de l'irido-choroïdite et synéchies, la vision était presque abolie et Dezanneau (voir plus haut observation) dit que le sujet souffrit d'iritis et guérit par les spécifiques. Nous prions le lecteur de vouloir bien se reporter pages 31 et 48. Les observations de Stremginski ne sont pas moins intéressantes.

Observations XXI et XXII.

M Stremginski (*Annales de Dermatologie*, 1897, p 702).

Il s'agit de deux enfants ; un frère et une sœur. Leur père se rappelle très bien qu'à l'âge de 16 ans, il avait été atteint d'une kéralite double que les médecins considéraient comme étant de nature hérédo-syphilitique et qu'on avait traitée par des injections mercurielles et de l'iodure de potassium. En examinant le père, l'auteur trouva les cornées parfaitement transparentes et la vue normale ; mais il constata l'existence d'une choroïdite aréolaire, fréquemment observée dans la syphilis héréditaire. Le père n'avait pas de syphilis acquise ; il avait épousé une femme parfaitement bien portante dont il a eu les enfants en question. Le garçon, âgé de 12 ans a été atteint de kératite parenchymateuse qui guérit après cinq mois de traiteme t spécifique (90 *frictions à 1 gramme d'onguent napolitain chacune*). Sa vue resta toutefois faible par suite d'un trouble du corps vitré et de la choroïdite aréolaire. Alors l'auteur fit pendant deux mois et demi encore 55 frictions ; le succès obtenu fut complet : les troubles du fond de l'œil et du corps vitré disparurent ; le champ visuel et la force visuelle devinrent normales.

La fillette, âgée de 9 ans, la sœur de ce garçon, était atteinte d'un trouble considérable du corps vitreux des deux yeux, de sorte qu'elle ne pouvait distinguer que la lumière. Après 20 frictions d'onguent napolitain, le corps vitreux devint tellement transparent qu'on pouvait examiner le fond de l'œil. On trouva une inflammation pigmentée, de la choroïde, rappelant beaucoup la rétinite pigmentée. Après 75 frictions, la vue s'est tellement améliorée que la malade pouvait déjà lire les caractères n° 4. Toutefois, le rétrécissement du champ visuel et l'affaiblissement de la sensibilité de la rétine restaient les mêmes. En somme, conclut l'auteur, il s'agit de syphilis transmise à la troisième génération sous forme de choroïdite et de kératite.

Nous présenterons maintenant un fait de kératite parenchymateuse tout à fait caractéristique du à Klein (de Vienne).

Observation XXIII

Klein *in Neumann*. — *Traité de la Syphilis*, p. 686.

I. — Grand père, homme de la haute société, sûrement syphilitique.

II. — Sa fille souffrit d'une syphilis héréditaire tardive et pré-
senta des accidents en diverses parties du corps, notamment une
périostite d'un tibia.

III. — La petite-fille, atteinte d'une inflammation de la cornée,
en guérit complètement et fut observée à l'âge de 18 ans (après
2 ans de parfaite santé), en proie à une kératite parenchymateuse
bilatérale, typique, exemple curieux et rare d'une récidive de cette
maladie.

Galezowski est le premier qui ait attiré l'attention sur les
lésions du fond de l'œil dans la syphilis de 3e génération. La
communication date de 1895, et nous croyons utile, vu son
importance, de la rapporter *in extenso*.

Observations XXIV, XXV, XXVI

Galezowski. — (*Bulletin de la Société de Dermatologie
et de Syphiligraphie* 1895, p. 438).

Dans un travail que j'ai eu l'honneur de lire devant vous, Mes-
sieurs, il y a déjà quelque temps, j'ai essayé de démontrer, à l'aide
de recherches ophtalmoscopiques, que la syphilis oculaire héréditaire doit être considérée comme une vérité irrécusable et que l'on
peut la classer dans quatre catégories bien distinctes d'après les
symptômes suivants :

I. — Malconformation des membranes protectrices de l'œil.

II. — Paralysies ou spasmes des nerfs moteurs.

III. — Arrêt de développement des organes visuels.

IV. — Enfin, altérations de différentes membranes oculaires.

Aujourd'hui je viens vous apporter des faits qui découlent des précédents, mais qui ont été beaucoup plus difficiles à élucider. Il s'agit aussi d'altérations oculaires syphilitiques, héréditaires mais dans lesquelles l'hérédité remonte à deux générations.

Depuis longtemps, j'étais frappé de voir un certain nombre d'affections intra-oculaires, plus particulièrement choroïdiennes, ressemblant, à s'y méprendre, à des affections syphilitiques, et où, cependant, on ne pouvait découvrir nulle trace d'empoisonnement vénérièn, ni aucun antécédent spécifique. Quelle était donc la cause de ce mal mystérieux, que nul remède ne parvenait à enrayer? En désespoir de cause, à tout hasard, j'appliquai à ces cas douteux, tout mon traitement anti-syphilitique habituel, et j'obtins bientôt, à mon grand étonnement, je l'avoue, des résultats excellents : soit un arrêt de la maladie, soit même, une amélioration inconstestable et durable. Non content d'attribuer ces succès à la simple action anti-phlogistique du mercure, je me suis adonné à rechercher, chez tous ces malades, l'hérédité syphilitique, car j'avais toujours présentes à l'esprit, les suppositions formulées par notre éminent maître M. le professeur Fournier, relativement à l'hérédité syphilitique à la troisième génération, suppositions auxquelles il ne manquait qu'une preuve palpable pour devenir une certitude.

Il appartenait à l'œil de nous fournir cette preuve, comme il arrive si souvent dans nombre de maladies d'origine obscure. Je demande la permision de citer trois cas remarquables que j'ai observés dernièrement et qui m'ont paru tout à fait concluants. Dans ces trois cas, pas de traces de syphilis acquise, mais antécédents héréditaires chez les parents des malades, dont les grands parents avaient été soignés par Ricord ou par d'autres syphiligraphes ainsi que je finis par l'apprendre en insistant longuement auprès des malades et en les aidant à rappeler leurs souvenirs.

Dans la première de ces observations, la mère et la fille avaient été successivement atteintes, de kératite interstitielle, et avaient été également guéries par les frictions mercurielles employées pendant deux ans. Mais ce qu'il y a de plus frappant dans ce cas, c'est que chez la mère comme chez la fille, il existe des choroïdites atrophiques avec pigmentation caractéristique, que j'ai reproduites dans mes planches peintes d'après nature, et qui sont, pour moi, un signe indéniable de syphilis héréditaire.

On peut s'en rendre compte en examinant minutieusement les lésions du fond de l'œil et en les comparant aux altérations syphilitiques acquises.

D'abord, la choroïde se nourrit mal par place, les vaisseaux capillaires font complètement défaut : la couche pigmentaire est désorganisée par endroits. L'ensemble de la lésion présente des taches atrophiques entourées de plaques noires pigmentaires. A l'image droite, on aperçoit un piqueté noir échelonné le long des vaisseaux ou disséminé sur le fond de l'œil, mais n'occupant qu'une couche limitée, circonscrite, et ce sont là des lésions qu'on observe fréquemment dans la syphilis acquise. Ces mêmes lésions se rencontrent dans mes deux premières observations. Dans la troisième j'ai constaté une altération pigmentaire monoculaire en tout semblable à la rétinite pigmentaire vulgaire, dépendant de la syphilis acquise ou héréditaire au premier degré, mais moins grave que celle-ci, en ce sens que la vision s'en trouve moins troublée. Une particularité digne de remarque, c'est que les choroïdites atrophiques héréditaires à la troisième génération, sont généralement irrégulières aussi bien dans leur forme que dans leur évolution. Tantôt il n'y a qu'un seul œil de pris; tantôt la maladie n'occupe qu'une portion du fond de l'œil. Les troubles fonctionnels ne sont presque jamais en rapport avec le degré de la lésion choroïdienne, qui, du reste, se confirme.

Dans la membrane vasculaire de l'œil, sans s'étendre à la rétine, le pigment s'amasse par ci, par là, et ne pénètre dans la rétine qu'à de rares intervalles, et sans en envahir méthodiquement les parois vasculaires, contrairement à ce qui a lieu dans la rétinite pigmentaire en général.

L'ora serrata n'est que très légèrement atteinte à ce deuxième degré d'hérédité, se séparant, sur ce point, des choroïdites syphilitiques acquises. Mais, pour le reste, il y a ressemblance parfaite, même genre de lésion, mêmes caractères de choroïdite atrophique et pigmentation. On a donc le droit de rapporter cette affection héréditaire à la syphilis. Bien plus, lorsqu'on soumet ces malades au traitement antisyphilitique. et surtout aux frictions mercurielles, on est surpris de voir à quel point ce traitement devient actif, et son action salutaire vient encore confirmer le diagnostic.

Dans les deux premières observations, nous trouvons des altérations choroïdiennes semblables à celles de la syphilis acquise, lorsque cette dernière a été enrayée, c'est-à-dire qu'il ne reste que des stigmates de la maladie, des cicatrices et des atrophies choroïdiennes.

Donc, toutes les fois qu'on rencontrera de pareilles lésions, on pourra affirmer qu'elles ont été provoquées par un germe syphilitique existant dans le sang et qui se sera éliminé du sang par la choroïde. La cause syphilitique a été transmise là, il est vrai, bien tardivement mais incontestablement, car j'ai été assez heureux pour retrouver dans les cas qui nous occupent, une filiation de symptômes morbides, symptômes syphilitiques transmis pendant trois générations successives en ligne directe par des individus encore vivants.

On serait tenté parfois, de douter de la réalité, car il est difficile de s'expliquer que la vérole ait pu conserver et transmettre son virus à trois générations successives.

Mais qui peut dire à quelle période s'arrête jamais l'hérédité? Aussi, ma conviction est faite, et je tiens en concluant à m'appuyer encore sur l'opinion de notre distingué collègue, M. Fournier, et à relater ici les propres paroles qui ont motivé mes recherches. A la page 325 de ses leçons sur l'hérédité syphilitique, M. Fournier dit :

« La transmissibilité héréditaire de la syphilis à la seconde génération est un fait possible, rationnellement acceptable. »

Notre président, M. le docteur Besnier, y croit aussi et je suis heureux d'avoir trouvé les cas typiques que cherchaient mes éminents confrères, c'est-à-dire dans des observations où le grand-père, la mère et l'enfant étaient atteints des signes irréfutables de l'affection syphilitique oculaire héréditaire.

Les observations que je rapporte à l'appui des dessins du fond de l'œil, que j'ai reproduits d'après nature, confirment mes assertions ; et je puis aujourd'hui tirer de mon travail les conclusions suivantes :

1° Dans ces quatre faits, il y a des accidents inflammatoires oculaires tels que kératites, iritis et choroïdites syphilitiques chez des enfants nés de parents qui n'ont pas eu eux-mêmes de syphilis acquise, mais qui, pendant leur enfance, ont eu les mêmes accidents hérédo-syphilitiques. Il y a donc des accidents syphilitiques transmis dans deux générations ;

2o D'autre part, je me permets d'ajouter que dans ces accidents, que M. Fournier appelle para-syphilitiques, le mercure a une action curative incontestable, si on l'emploie longtemps et avec une certaine réserve ;

3° J'ajouterai en outre, qu'il existe un certain nombre d'affections choroïdiennes analogues à celles que je viens de décrire, chez lesquelles on ne trouve aucune trace de syphilis acquise, mais où on a le droit d'admettre l'existence de la syphilis transmise pendant deux générations successives. Les frictions mercurielles, dans ces cas, peuvent arrêter le mal mieux que tout autre traitement ; frictions comme je l'entends, faites sans interruption pendant deux années consécutives, à la dose de 1 à 2 grammes.

Le principe était posé dès ce jour, et il n'a pas tardé à donner des résultats. Aucune contribution n'est plus importante à

ce point de vue que celle d'Antonelli, dont la thèse est consacrée aux stigmates rudimentaires de la syphilis. Mais à la
vérité on pourra objecter qu'il ne s'agit pas ici de lésions en
évolution, de lésions proprement dites. Nous en convenons aisément, mais comme il s'agit d'une manifestation connue depuis peu et très incomplètement encore, nous demandons à les
présenter dans ce chapitre pour plus de simplification.

OBSERVATION XXVII

ANTONELLI (*Thèse* 1897, *p.* 171).

L'enfant, M... R..., (10 ans 1/2) est amené à la consultation à
cause de sa mauvaise vue. En effet, après ophtalmométrie, l'examen
subjectif nous donne : G avec + 3,5 à 45 temp. V = 0,6 environ ;
D avec + 3,5 à 30 temp. V = 0,5 environ (correction d'As. exacte
à la skiascopie). A l'ophtalmoscopie, nous constatons le cadre pigmentaire aux deux papilles et une dépigmentation rétinienne et
choroïdienne diffuse du fond de l'œil, surtout dans la région centrale. Etant pressés, à la fin de la consultation, nous marquons
cette observation simplement comme suspecte, mais, quelques
jours plus tard, voici les données anamnestiques que nous obtenons.

Mme M... H... (40 ans), mère du petit R..., nous demande des
verres de travail. Nous constatons chez elle, G avec + 3,5 V=0,2 ;
D. Emm. V = 0,9 (contrôlé à la skiascopie). A l'ophtalmoscope,
à l'O. G surtout, la papille est très pâle, presque blanche, surtout
par rapport à la teinte ardoise foncée de la région centrale du fond
de l'œil ; dans le segment temporal de cette région il y a des
foyers de pigmentation marbrée ; la région équatoriale ne présente
pas de stigmates pigmentaires, mais ceux-ci reparaissent dans la
région périphérique, sous forme de marbrures à taches noir rou

geâtres. L'O D. présente essentiellement les mêmes stygmates,
bien que moins marquées. Cette malade, qui n'a pas eu de syphilis acquise, et qui ne présente pas d'autres signes personnels
d'hérédité spécifique. a eu quatre grossesses. Son avant-dernier
enfant est mort-né. Elle-même est le dernier enfant d'une mère qui
a eu d'abord un fils, aujourd'hui vivant, ensuite un enfant mort
en très bas âge, ensuite plusieurs fausses couches, et enfin la malade en question.

Observation XXVIII

Antonelli (Thèse 1897, p. 175).

Mme K... C..., (49 ans). L'O G. présente une cataracte assez
avancée (surtout polaire postérieure), le trouble de V était considérable il y a six ans déjà. G. V. $= 0,02$ environ (réaction pupillaire et projection lumineuse bonnes) ; D. avec $- 2 - 1$ à 45°
tempor. V $= 0.2.$ — A l'ophtalmoscope, l'O. D. montre une papille
très pâle, en voie d'atrophie, avec secteur de cadre pigmentaire du
côté nasal et altérations vasculaires rudimentaires. Le segment
périphérique nasal de la papille est tout à fait blanc. Mouchetures
de pigmentation choroïdienne diffuse, surtout larges et abondantes
dans la région centrale du fond de l'œil. Notre malade est le seul
enfant survivant, de parents ayant eu sept enfants, dont six morts
en bas âge. Elle-même, mariée à 39 ans, a eu quatre grossesses,
dont deux terminées par des fausses couches. Chez ses deux enfants, que nous l'invitons à nous amener, nous constatons aussi
des stigmates ophtalmoscopiques évidents, altérations papillaires,
vasculaires et pigmentaires, malgré une acuité normale et dans
l'absence de tout autre signe de la tare congénitale.

Observation XXIX

Antonelli. (*Thèse* 1897 p. 179).

Mlle B... Ro...,(14 ans). Est amenée à la consultation par sa mère, se plaint des symptômes d'asthénopie accomodative et musculaire. G. et D. avec + 0,5 + 0,5 à 80° nas. V = 1. Après l'examen skiascopique, nous découvrons presque par hasard, à l'ophtalmoscope, les *stigmates rudimentaires*, sous une forme diffuse assez bien caractérisée, dans les deux yeux. A défaut de tout autre signe personnel certain d'hérédo-spécificité, nous avons l'idée d'examiner la mère ; et voici ce que nous obtenons :

Mme B... Cl... (35 ans). G. avec + 1,25 V = 1 ; D. avec + 0,75 V = 0,5 environ (amblyopie congénitale ; léger As. à la skiascopie, mais aucun cyl. n'améliore la V). Aux deux yeux, *stigmates rudimentaires*, sous une forme également diffuse, mais un peu mieux caractérisée dans l'O. D. Elle était fille unique ; a eu 4 enfants, de deux lits différents. Le père de la petite Ro... s'est marié trois fois (la dernière avec notre malade) et a eu 7 enfants, dont deux seulement survivent, six étant morts en bas âge.

La petite Ro... serait restée plusieurs mois sans voir, après sa naissance, au dire de la mère ; elle a souffert d'écoulement de l'oreille droite, de l'âge de 8 ans jusqu'à 10. Pléïades de ganglions cervicaux postérieurs, des deux côtés

Observation XXX

Antonelli (*Thèse* 1897, *p.* 180)

Enfant A... Ro... (12 ans 1/2). Consulte à cause de sa mauvaise vue. G. avec + I V = 0,2 ; D. avec + I V = 0,6 environ (pas d'As.). G et D. cadre pigmentaire péripapillaire complet, se dégradant dans quelques segments, et surtout dans l'O. G. vers un fond ardoisé de la région centrale ; altérations vasculaires, pigmentation tachetée vers l'ora serrata, etc. — Nous invitons la mère à venir à la clinique, et voici son observation :

Mme A... Es... (40 ans). A eu trois grossesses : une fausse couche spontanée à 8 mois, un enfant mort à l'âge de 1 an de meningisme, et enfin la petite Ro... Sa mère, à elle, avait eu cinq grossesses, dont deux terminées par fausse couche. Elle-même a eu toujours une vue imparfaite, et, en effet, nous constatons : G. avec — 2 V = 0,1 ; D avec + 3 V = 0,1 (pas d'As.). Aux deux yeux, teinte ardoisée de la région centrale très marquée, altérations des vaisseaux papillaires, tas de pigment choroïdien vers l'ora serrata, etc.

Observation XXXI

Antonelli (*Thèse*, 1897, p. 181).

Enf. V... F... (12 ans 1/2). Amené à la consultation pour avoir des verres. G avec — 1,5 V = 0,7 ; D avec — 1 V = 0,6 (contrôlé à la skiascopie). G cadre pigmentaire péripapillaire en secteur, pigmentation grenue de la région périphérique, etc. D stigmates analogues, avec atrophie pigmentaire rétino-choroïdienne très marquée, de la région centrale.

Mme V... Ad..., (35 ans) mère du petit F... G et D. V = 0,8 environ. (Emm. et pas d'As. à la skiascopie). Hérédité spécifique avérée, stigmates ophtalmoscopiques rudimentaires, tels que cadre pigmentaire autour de la papille, pigmentation diffuse, etc.

AVORTONS, MORT-NÉS

En parcourant nos observations, nous avons été frappés du nombre de grossesses interrompues avant terme par la mort du fœtus, ou terminées par la naissance d'enfants mort-nés.

Les observations suivantes dues aux professeurs Pinard, Fournier, Lannelongue, Gilles de la Tourette, à MM. Pernet, Jullien, offrent à ce point de vue des exemples très significatifs. Pour en trouver d'autres exemples on n'aura qu'à se reporter aux observations précédemment publiées de MM. Antonelli, Atkinson, Collin, Dureuil et Spillmann.

OBSERVATION XXXII

PINARD, in *Thèse Fournier*, p. 166.

Hérédo-syphilis. — Bassin aplati. — Hérédo-syphilis de seconde gé. ération.

Eugénie P..., âgée de 26 ans, entre à la salle Sainte-Anne, en janvier 1885,

Son père, qui a été soigné pour des accidents syphilitiques, a succombé à une attaque d'apoplexie suivie de paralysie, vers l'âge de 45 ans.

Sa mère, qui vit encore, est bien portante, elle a eu sept enfants.

Les deux premiers sont nés macérés, « noirs comme de l'encre », dit-elle.

Le troisième est mort à trois semaines.

Le quatrième est la parturiente qui fait l'objet de cette observation.

Le cinquième a eu, dans l'enfance, des accidents non douteux de syphilis héréditaire : périostite tibiale, lésions oculaires, etc.

Les deux derniers sont bien portants.

Eugénie P... est le quatrième enfant ; enfance des plus chétives ; à 12 ans, exostoses tibiales symétriques ; douleurs ostéocopes ; tibias déformés; exostoses craniennes ; puis, ophtalmie ayant duré deux ans et ayant laissé à droite deux synéchies postérieures ; puis, surdité, etc.

Cette femme a eu de deux maris bien portants six grossesses :

Une première grossesse terminée par la naissance d'un enfant qui vécut quelques minutes ; on dut faire une application de forceps, etc.

Quatre fausses couches successives ;

Une sixième grossesse, au terme de laquelle elle se présente aujourd'hui à l'hôpital.

Etat actuel : grossesse à terme ; utérus normalement développé ; présentation du sommet OIGT.

Bassin aplati. — Promontoire facilement accessible.   Diamètre promonto-sous-pubien = 10 centimètres.

Accouchement spontané d'un enfant qui présente différents stigmates d'hérédo-syphilis.

Observation XXXIII

A. Fournier, in *Thèse Fournier*, p. 341.

Mère hérédo-syphilitique. Père sain.

Trois grossesses.

Trois avortements (sans cause).

OBSERVATION XXXIV

A. FOURNIER, in *Thèse Fournier, p.* 341. — *Mère hérédo-syphilitique et mari sain. Quatre grossesses ; trois morts.*

Femme de 27 ans, manifestement hérédo-syphilitique et présen-
tant encore de nombreuses lésions de syphilis. Mariée à un homme
sain, dont l'état d'intégrité a été constaté à la clinique de St-Louis.
Quatre grosesses terminées comme suit :
Première grossesse : *fausse couche* d'un à deux mois.
Seconde grossesse : enfant né à terme, *mort* à un mois, « sans
maladie ».
Troisième grossesse : *fausse couche* à trois mois et demi.
Quatrième grossesse : enfant vivante, âgée de quelques mois et
paraissant saine.
D'autre part, cette femme a eu cinq frèrés et sœurs, sur lesquels
nous avons obtenu les renseignements que voici :
Premier frère : mort tout jeune.
Second frère : boiteux par coxalgie. A eu un enfant qui s'est
« éteint » à l'âge d'un mois.
Première sœur : morte à la suite de sa première couche. Enfant
vivant.
Seconde sœur : morte de fièvre typhoïde (?) à treize ans.
Troisième sœur : bien portante. Trois enfants : deux morts (à un
mois et quatre ans) ; le dernier bien portant.

OBSERVATION XXXV

LANNELONGUE, in *Thèse Fournier, p.* 34.

I. — Grand-père maternel âgé de 69 ans. A eu, il y a deux ans, deux gommes ostéo-périostiques du tibia, tout à fait caractéristiques et qui, après avoir duré plusieurs mois, ont disparu très rapidement sous l'influence d'un traitement spécifique.

Syphilis ancienne, contractée à l'âge de 21 ans, et soignée pendant longtemps par le docteur Ricord.

L'an dernier, il a présenté au niveau du dixième espace intercostal droit une tumeur gommeuse, qui s'est résorbée sous l'influence du traitement spécifique, mais qui a détruit la paroi musculaire, ce qui permet, en refoulant la peau, de pénétrer dans la cavité abdominale et de palper le foie.

II. — Père et mère sains, bien portants ; pas de stigmates apparents sur la mère.

La mère a eu trois grossesses :

Première grossesse : fausse couche,

Deuxième grossesse : fausse couche, à la suite laquelle phlegmon et salpingo-ovarite, avec abcès ouvert dans le rectum.

Troisième grossesse : fille vivante, aujourd'hui âgée de 17 ans.

A eu une enfance très chétive ; dans la première année, convulsions fréquentes, qui ont donné de grandes inquiétudes pour la vie. Elle s'est mal développée ; elle est restée toute petite.

Elle présente *une microcéphalie* très prononcée. Crâne *scaphoïdien*. Presque *idiote*.

Malformations dentaires nombreuses : dents érodées ; incisives présentant les caractères de la dent d'Hutchinson. Implantation vicieuse. Absence d'une canine, qui n'a jamais poussé.

En outre, inégalité de développement d'un côté à l'autre du corps ; moitié droite notablement plus développée que la gauche, surtout au niveau du bras et de la jambe.

Observation XXXVI

Gilles de la Tourette, in *Thèse Fournier, p. 343 (résumée). — Sujet hérédo-syphilitique et femme saine. Six enfants.*

Première grossesse : fille qui *meurt* de méningite à un an et demi.

Seconde grossesse : garçon, *mort* à un an.

Troisième grossesse : *fausse couche* à cinq mois.

Quatrième grossesse : garçon, *mort* de péritonite subaiguë à douze ans.

Cinquième grossesse : *fausse couche* à six mois.

Sixième grossesse : fille qui survit, mais débile et très nerveuse (1).

Observation XXXVII

Pernet. *Brit. journ. of dermat. n° 134, V.*

I. — Homme syphilitique, mort à l'âge de 30 ans (soit-disant de phthisie aiguë).

Sa femme a huit enfants dont un seul survit et meurt à 54 ans de ramollissement cérébral, peut-être paralysie générale.

II. — A 44 ans, la fille des précédents présente : facies typique de la syphilis héréditaire : kératite double, à la suite de laquelle elle est restée presque aveugle, nez en selle, rhagades autour de la bouche, dents mal plantées, petites, carrées, espacées (pas de dents type Hutchinson).

(1) *La syphilis héréditaire de la moelle*, Nouvelle Yconographie de la Salpétrière, 1896.

Cette femme est intelligente, entend très bien.

Elle a sept grossesses.

Le mari a 52 ans, est aveugle depuis 1883 par atrophie optique, à la suite de névrite optique double, strabisme divergent droit, aucun signe de syphilis.

III. — Détail des sept grossesses :

1° Enfant né à terme, mort trois jours après ;

2° Avortement à six mois ;

3° Avortement à six mois de deux jumelles ;

4° Un garçon observé à cinq ans, petit pour son âge, grêle, avec strabisme convergent bilatéral, palais en ogive, pas très intelligent, un peu endormi, mais aucune difformité, dents bonnes, yeux normaux ;

5° Avortement au 3ᵉ mois ;

6° Avortement au 3ᵉ ou 4ᵉ mois de deux jumeaux ;

7° Avortement à une date non précisée.

Jullien nous a dit avoir été consulté il y a de longues années par un médecin à propos du cas suivant : Ce confrère avait eu la syphilis dans sa jeunesse et s'en était bien traité avant de se marier. Il lui était né une fille forte, bien portante, et qui n'avait jamais présenté aucun signe de syphilis. Cependant, après un mariage avec un homme indemne de toute infection, cette jeune femme avait vu survenir plusieurs fausses couches. Son père se demandait avec angoisse si sa vérole jadis guérie ne pouvait pas être rendue responsable de ces avortements. Le mercure fut-il donné, et quelles furent les suites, nous ne le savons pas. Mais Jullien a pu recueillir plus récemment un cas qui rentre dans cette catégorie de faits et qu'il nous autorise à reproduire.

Observation XXXVIII

L. Jullien (*inédite*).

I. — Employé de chemin de fer, de petite taille mais bien portant. Aucun renseignement sur les débuts d'une syphilis certainement fort ancienne et qu'il ignorait. En 1898, l'infection est supposée démontrée par Perrin (de Marseille) auquel sont présentées des syphilides tardives de la nuque, rapidement guéries par le traitement.

Epouse une femme tout à fait saine.

II. — Deux filles sont nées de cette union :

1° L'ainée est petite, disgracieuse, sans aucune harmonie dans les traits. Le développement a été difficile, l'enfance maladive, nerveuse et hystérique ; âgée aujourd'hui d'une trentaine d'années, elle va bien.

2° La plus jeune, moins atteinte et moins disgraciée que la précédente, mais très petite, pas jolie et aussi maladive. La teinte de la peau est terne, sale et comme terreuse ; dents mal plantées. En 1895 mariée à un homme jeune et bien portant.

III. — A eu jusqu'ici deux grossesses :

1° Avortement sans cause ;

2° Enfant âgé de 3 ans, sur, lequel nous n'avons pas de renseignements.

Un autre signe grave d'intoxication nous est fourni par l'importante proportion des mort-nés, dont nous trouvons un grand nombre. Dans certains cas le mort-né représente un pas fait vers la guérison : les mères éprouvées par des fausses couches multiples, portent enfin à terme, mais le produit de la conception n'est pas viable, les puissances vitales sont insuffisantes pour assurer l'évolution physiologique extra-utérine.

Mais assez souvent on observe des femmes qui semblent jouir de cette triste prérogative, et qui coup sur coup accouchent pour voir leur descendant sans vie.

Nous appelons l'attention sur les cas suivants parmi lesquels aucun n'est plus intéressant que celui de Tarnowsky.

OBSERVATION XXXIX

TARNOWSKY, in Thèse Fournier, p. 345.

(Résumée). — *Père hérédo-syphylitique et mère saine. — Onze grossesses ; huit enfants morts-nés.*

Grand-père, M. X..., est syphilitique.

Son fils, M. Y..., est hérédo-syphilitique avéré.

Il se maria à une jeune fille parfaitement saine, issue d'une famille remarquable par sa longévité et l'absence de toute tare.

Onze grossesses, sur lesquelles *huit enfants mort-nés* ; et trois nés vivants, dont :

Un *hystéro-épileptique.*

Un mort de *tuberculose.*

Un affecté d'un *goitre* (1).

OBSERVATION XL

SPILLMANN et ETIENNE (*Revue médicale de l'Est, janvier* 1895).

I. — Femme syphilitique, qui se marie à 19 ans, et subit pendant sa première grossesse perforation du voile palatin et destruction de la luette. Neuf ans plus tard perd les os propres du nez. — 13 grossesses.

(1) *Prostitution und Abolitionismus.* Hambourg et Leipzig, 1890, p. 171.

On ne dit rien du mari.

II. — Résultat des 13 grossesses :

1° Fille actuellement vivante ;

2° Garçon mort à trois ans ;

3° Garçon vivant ;

4° Fille mariée ;

5° Accouchement prématuré d'un mort-né ;

6° Fille mariée ;

7° Garçon mort à 13 mois ;

8° Garçon âgé de 21 ans, syphilis ulcéreuse du front et cuir chevelu très étendue, ayant débuté à 14 ans ;

9° Garçon vivant ;

10° Garçon vivant bien portant ;

11° Garçon mort à trois semaines ;

12°
13° } Enfants morts en bas âge ;

III. — 1° La fille n° 4 a un enfant actuellement bien portant ;

2° La fille n° 6 a un enfant de cinq ans, bien portant.

OBSERVATION XLI

CAUBET (in *Thèse Fournier, p. 344*). — *Femme hérédo-syphili-tique. — Trois enfants morts. — Quatrième enfant monstrueux (bec-de-lièvre, absence de luette, oreilles difformes, pied bot, vices de conformation des doigts, imperforation de l'urètre, nœvus, etc.).*

I. — Mme X..., contracte la syphilis. Six grossesses : un enfant mort-né ; trois enfants morts en bas âge ; deux survivants.

Mme Y..., sa fille présente des stigmates d'hérédo-syphilis.

Dans l'enfance, lésions de syphilis tertiaires. — A quinze ans, gomme syphilitique au niveau d'une malléole. — A vingt-six ans, gomme ulcéreuse de la fosse nasale gauche.

Mariée, vers dix-huit ans, à un mari sain, Mme Y... a eu quatre grossesses.

III. — Première grossesse : *enfant mort-né.*

Deuxième grossesse : accouchement à huit mois; *enfant macéré.*

Troisième grossesse : *fausse couche* de deux à trois mois.

C'est alors qu'apparaît la gomme du nez et qu'intervient un traitement spécifique ioduré.

Quatrième grossesse : accouchement à terme d'un enfant monstrueux, qui meurt au bout de trois jours. Cet enfant présentait les malformations suivantes :

Bec-de-lièvre double compliqué.

Absence de luette.

Oreilles difformes : pavillon droit exagéré; pavillon gauche atrophié.

Imperforation de l'urètre.

Pied-bot varus equin droit.

Orteils en griffe au pied gauche.

Jambes incurvées en dedans ; genoux gros ; articulations fémorotibiale gauche très volumineuse.

Vices de conformation des doigts, semblant résulter d'une paralysie de l'extenseur commun des doigts.

Nœvus au niveau de l'omoplate (1).

(1) *Archives d'obstétr. et de gynécol.* Juillet 1894, p. 385.

CONCLUSION

———

L'importante somme d'observations que nous venons de
rapporter, et qui reconnaissent pour auteurs, à côté de nos
maîtres parisiens, l'élite des syphiligraphes et des praticiens
de l'étranger, nous semble de nature à atténuer sensiblement
les objections présentées jusqu'ici contre la possibilité et la
réalité de la transmission syphilitique à la 3e génération.

Sans revenir sur le point de vue clinique suffisamment
exposé sous ses multiples faces : *avortements, lésions syphilitiques, lésions parasyphilitiques, stygmates dystrophiques,
anomalies et monstruosités,* nous ferons remarquer que la
bactériologie expérimentale a pu produire au cours des infec-
tions toute une série de lésions directement superposables à
celles que nous venons d'énumérer. Il me suffira de rappeler
les expériences de Gley et Charrin, celles de Straus, Chante-
messe, Widal, Netter sur les bactéridies et leurs toxines envi-
sagées au point de vue de leurs effets et de leur passage à
travers le filtre placentaire.

Ainsi se produisent les déviations du type nutritif dont
quelques-unes peuvent s'établir à l'état héréditaire. L'hérédité
de l'épilepsie chez les cobayes de Brown-Séquard, l'hérédité de
l'amputation de leurs membres, les modifications imprimées à
l'organisme du rejeton par l'injection aux parents des toxines

et des virus ne prouvent-elles pas la transmission possible d'attributs à l'élément sexuel, et partant à l'être futur ?

Nous aurons atteint notre but si nous avons montré que la syphilis occupe la plus large place parmi les fléaux qui souillent les individus et frappent leur postérité de ces dégénerescences.

A LA MÊME SOCIÉTÉ D'ÉDITIONS

Assoc. ouvrière Mauboussin, Jobidon & Cie.

www.ingramcontent.com/pod-product-compliance
Ingram Content Group UK Ltd.
Pitfield, Milton Keynes, MK11 3LW, UK
UKHW022303120726
13694UKWH00003B/1217